Wald-Yoga

Reiner Angermeier

Wald-Yoga

Die acht Strahlen der Sonne

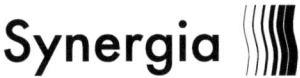

1. Auflage, 2019
Veröffentlicht im Synergia Verlag, Basel, Zürich, Roßdorf
eine Marke der Sentovision GmbH, www.synergia-verlag.ch
Alle Rechte vorbehalten
Copyright 2019 by Synergia Verlag

Bild 5. Pratyahara: Foto von Sarah Fleischer
alle anderen Bilder: Reiner Angermeier und Andrea Wichterich

Umschlaggestaltung, Gestaltung und Satz: FontFront.com, Roßdorf
Printed in EU
ISBN-13: 978-3-906873-88-6

Bibliografische Information der Deutschen Bibliothek

Die Deutsche Bibliothek verzeichnet diese Publikation in der deutschen Nationalbibliographie;
detaillierte bibliografische Daten sind im Internet unter http://dnb.ddb.de abrufbar.

Inhaltsverzeichnis

Der ewige Zyklus: Die Sonne geht auf 9

Wald-Yoga: Der bewusste Gang zur Quelle 10

Von der Wissenschaft der Verbundenheit 15

Das Yogasutra 17

Patanjalis acht Strahlen der Sonne 19

1. Yama: Verhalte dich weise deinem Umfeld gegenüber 25
Sehnsucht, Verliebtsein, Erkennen: Finde den Pfad 32
und geh deinen Weg

2. Niyama: Erkenne, was gut für dein Leben ist 39
und setzte es in die Tat um
Der Weg zur Quelle ist ein Fluss 45

3. Asana: Im Körper sein 51
Das Üben von Asanas im Wald bzw. in der Natur 53
Im Körper sein 54
Shavasana: Die Totenstellung 55
Siddhasana: Die Meditationshaltung 55
Saithaly Asana: Die Entspannungshaltung der Tiere 56
Shashankasana: Die Verbeugung vor dem Mond 57
Marjari Asana: Die Wildkatze 57
Anahatasana: Die Pantherdehnung 58
Adho Mukha Svanasana: Der nach unten schauende Wolf 59
Urdhva Mukha Svanasana: Der sich auf den Mond ausrichtende Wolf 59
Virabhadrasana: Der Krieger des Waldes 60
Trikonasana: Die Dreieckshaltung 60
Uttanasana: Die Vorwärtsbeuge im Stehen 61
Kati Chakrasana: Die Drehung im Wind 62
Surya Namaskar: Der Gruß an die Sonne 62

Räume die Steine aus dem Weg und die Quelle, 65
fängt an zu sprudeln

4. Pranayama: Ausweitung der Lebensenergie   71
über die Atmung
Ankommen: Der Atem des Waldes   74
Der ewige Kreislauf: Geben und Nehmen   75
Die Kraft des Lebens: Tiefes Ein- und Ausatmen   76
Alles ist Eins: Samavritti - die gleichmäßige Atmung   77
Einheit und Raum: Das Erkunden deiner Atemräume   77
Körperbewusstsein: Die feine Atmung über die Organe   79
Kraft und Anmut: Ujaii - die Atmung des Kriegers   80

Die acht Hindernisse: Schatten im Strahlen der Sonne   **80**

5. Pratyahara: Ausrichtung auf die Quelle   89
über die Sinne
Die Kraft des Sehens   91
Die Kraft des Sehens nach innen ziehen   92
Die Stille hören   93
Die Natürlichkeit fühlen   94
Die Waldwirklichkeit riechen und schmecken   95

Deine Quelle der Kraft ist genau hier, nicht dort   **98**
und schon gar nicht morgen

6. Dharana: Die Quelle im Morgenlicht   105
Die Schönheit einer Blume im Morgenlicht   106
Die Zirbeldrüse: Das erweiterte Bewusstsein   108
Das Feine und Edle in deiner Blase   109
Die Weisheit deines Herzens   110

Man glüht nur mit dem Herzen gut   **112**

7. Dhyana: Meditation – Das Bad in der Quelle   117
Die Meditation der fünf Herzen   119
Die Meditation der fünf Elemente   122
Eins werden mit dem Wald, deinem Zuhause   124

Im goldenen Licht der Sonne   **126**

8. Samadhi: Das sanfte Schweben – Essenz   131

Lust ist die Kraft, die die Trennung überwindet   **133**

Der ewige Zyklus: Die Sonne geht unter   **136**

Literatur   **138**

Endnoten   **141**

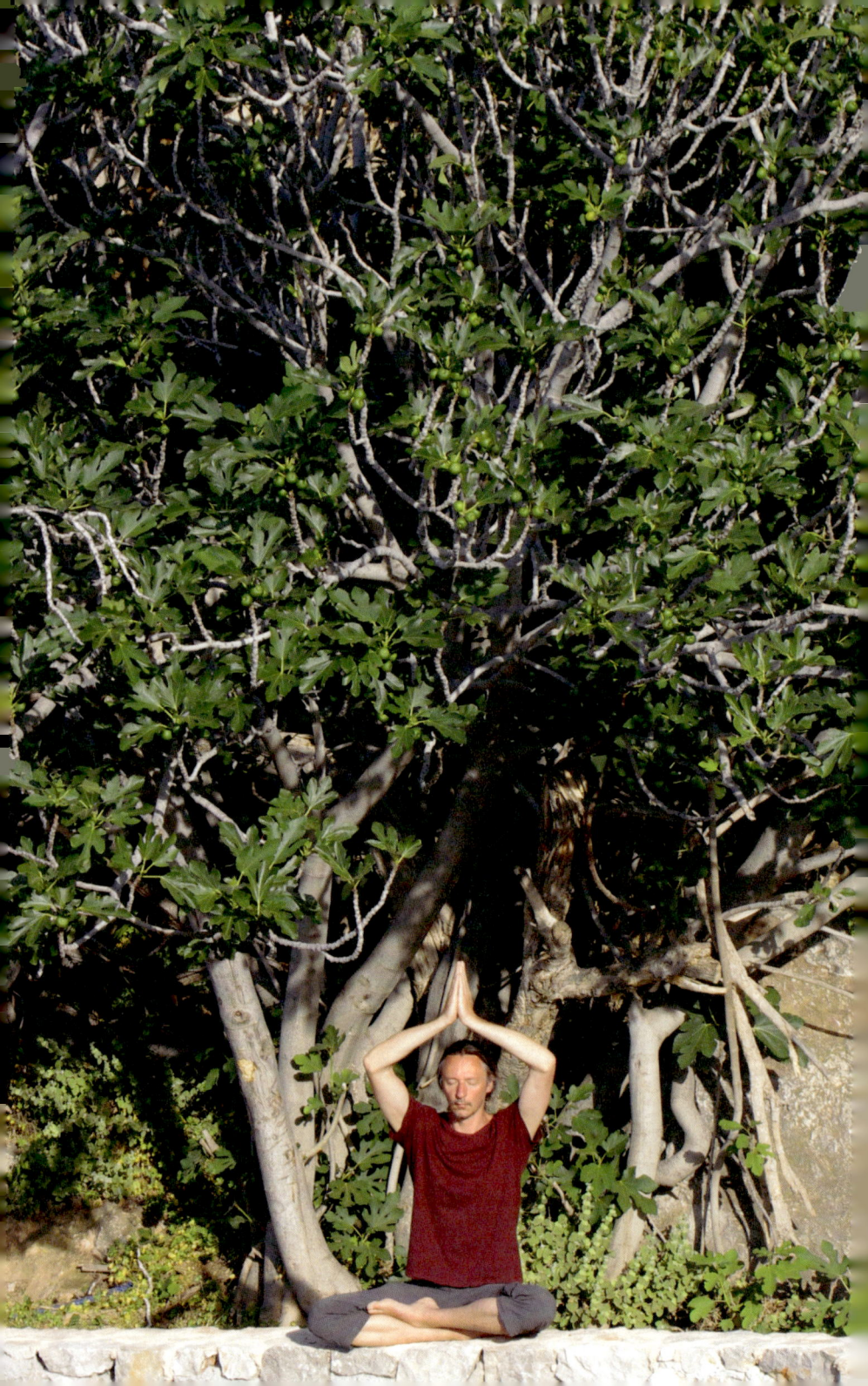

„Wir müssen lernen, wieder zu erwachen und wach zu bleiben. Nicht auf mechanischen Wege, sondern durch ein ständiges Erwarten der Morgendämmerung, die uns auch in unserem tiefsten Schlaf nicht verläßt. Ich weiß nichts, das ermutigender wäre als die Fähigkeit des Menschen, sein Leben durch bewußtes Bemühen auf eine höhere Stufe zu bringen."[1]

Henry David Thoreau / Walden, Ein Leben mit der Natur, 1854

Der ewige Zyklus: Die Sonne geht auf

Du kennst ihn sicherlich, jenen magischen Moment, wenn die Sonne aufgeht. Irgendwie scheint an diesem Punkt die Zeit stehen zu bleiben. Wie von Zauberhand regt sich kein Lufthauch mehr. Die Vögel scheinen in ihrem Morgenkonzert einen Moment inne zu halten. Es liegt etwas besonderes in der Luft. Ein neuer Tag beginnt. Dein Herz kann das fühlen. Für die Tiere im Winter kann dies sogar existenziell sein, wenn nach einer kalten Nacht, die ersten Sonnenstrahlen auf ihr Gefieder oder ihr Fell scheinen. Als wir Menschen noch mehr in der Natur zuhause waren, ging es uns ähnlich. Der Sonnenaufgang war der Zeitpunkt auf zu stehen und den neuen Tag zu begrüßen. Ein neues Abenteuer kann beginnen. Der Tageskreislauf beginnt von Neuen. Sonne und Mensch erheben sich und beginnen zu strahlen. Inzwischen haben wir den Luxus einer warmen und komfortablen Behausung. Wahrscheinlich mag dies niemand von uns gegen eine Hütte im Wald eintauschen. Vielleicht hast du sogar das Privileg nicht zum Sonnenaufgang aufstehen zu müssen. Vielleicht nimmst du durch dein Fenster war, wie es langsam hell wird und entscheidest dich, dich noch einmal umzudrehen. Genauso wie du, schätze ich es Wert, wenn ich mir diesen Luxus gönnen kann. Und doch: Ist uns

Menschen nicht irgendetwas verloren gegangen, so abgeschottet von der Natur? Und wenn ja, was? Wie lange ist es her, dass du zum letzten Mal ganz bewusst diesen Übergang von Nacht zu Tag gespürt hast? Was ist das eigentlich, das uns da trennt? Es ist nicht nur deine Behausung. An diesen besonderen Schwellen und Übergangen können wir etwas ganz Besonderes wahrnehmen. In dieser so entstandenen Präsenz spürst du dein Leben plötzlich ganz unmittelbar. Kennst du das schon irgendwoher?

Habe ich hier und jetzt deine Aufmerksamkeit? Kann ich mit dir nun noch etwas tiefer eintauchen, in diese Präsenz und Erfahrung der inneren und äußeren Natur? Hast du Lust, dass wir unseren Weg zusammen auf einem Stück gemeinsam gehen? Ist die Sonne in dir schon etwas weiter aufgegangen?

Wald-Yoga: Der bewusste Gang zur Quelle

Der Wald steht hier sinnbildlich für die Rückverbindung zur Natur. Natürlich kannst du die Erfahrung der Verbindung zur Natur auch am Strand oder in den Bergen machen. Dort wo die meisten von uns heute wohnen, war mal tiefer Wald. Bevor wir Menschen sesshaft wurden und den Wald für Ansiedlungen gerodet haben, waren wir Waldbewohner. Das war der mit Abstand größte Teil der Menschheitsgeschichte so. Der Wald ist unsere Urheimat. Über viele Jahrtausende waren wir mit der Natur verbunden. Der Wald war uns gleichzeitig Nahrungsquelle, Apotheke und Zuhause. Über lange Zeit war uns der Wald sehr vertraut. Heutzutage dagegen, haben nicht wenige Menschen Angst vor dem Wald und der ungezähmten Natur. Dabei hat speziell unsere deutsche Volksseele eine ganze besonders tiefe

Verbindung zum Wald. Dies kommt in den zahlreichen Gedichten und Erzählungen der Romantik und den Märchen, die noch etwas älter sind, zum Ausdruck. Wahrscheinlich findet sich der „röhrende Hirsch" als Wandbild noch in zahlreichen Wohnzimmern unserer älteren Generation. Die Trennung vom Wald und damit der schleichende Verlust der Natürlichkeit ist also evolutionsgeschichtlich eine recht junge Entwicklung für uns. Wir haben in dieser kurzen Zeit diesen Verlust der Verbundenheit mit der Natur nicht adaptieren können. Noch mehr, wir werden regelrecht krank, wenn wir uns von unserer inneren und äußeren Natur weiter abwenden. So lange wir noch menschliche Wesen sind, werden wir in der Trennung von der Natur kein Heil finden. Wenn man den Trend der immer schneller ablaufenden Technologisierung unseres Lebens, der Entwicklung von künstlicher Intelligenz und damit der rasanten Entfremdung von der Natur betrachtet, dann ist eine Projektion der menschlichen Zukunft eine recht düsteres Szenario. Vielleicht sind wir dann in 50 Jahren schon eher künstliche Kreaturen, also Cyborgs, als Menschen. Aber mal ehrlich, wer möchte heute freiwillig sein natürliches Leben gegen ein „künstliches", von Mikroprozessoren gesteuertes eintauschen? Diese Projektion in unsere Zukunft ist keine Utopie, es ist allenfalls eine Frage der Zeit, wann, was zeitlich umgesetzt werden kann. Wir sind inzwischen an einen Punkt gekommen, wo wir scheinbar nicht mehr ohne unsere Technik leben können. Wissenschaftler suchen ihre Antworten mehrheitlich abgeschottet von der realen Welt und Gefahren für die Umwelt werden allzu oft ausgeblendet; mit fatalen Auswirkungen für unser Leben und unsere Mitgeschöpfe. Doch die Antworten, die wir für ein lebenswertes, echtes menschliches Leben benötigen, können wir nicht wirklich in den Computerlabors und den Gedankenfabriken der Großkonzerne finden. Wir benötigen stattdessen Methoden, die in einer natürlichen Umgebung, wie dem Wald, angewandt, uns wieder mit unserer Natürlichkeit in Verbindung bringen. Dazu ist es nicht notwendig sich vollständig von der Technik abzuwenden. Sie ist zu einem großen Teil natürlich auch ein Segen für unser Leben. Den entscheidenden Unterschied macht unser Bewusstsein, unsere Haltung dem Leben gegenüber, ob wir diese Technik tatsächlich zum Segen von Mutter Erde, den Pflanzen, den Tieren und den Menschen anwenden. Steht die angewandte Technik tatsächlich im Dienst des Lebens, oder wendet sie sich mehrheitlich dagegen? Auch, wenn es schwierig ist, einen gesellschaftlichen Konsens diesbezüglich zu finden, die Entscheidungen darüber, dürfen wir nicht weiter den lediglich profitorientierten Großkonzernen oder den mehr oder weniger korrupten und handlungsunfähigen Politikern überlassen.

Im Mutterland des Yoga, in Indien, finden wir die Wurzeln, die uns wieder in den Wald und unsere Natürlichkeit führen können. Yoga hat eine Jahrtausende alte Tradition. In den ersten Upanishaden (eine Sammlung von philosophischen Schriften des Hinduismus), die ca. 700 v. Chr. niedergeschrieben wurden, wurde von der Verbindung aus Yoga und Wald berichtet. Die Brihadaranyaka Upanishad heißt übersetzt die „große Wald Upanishad". Aranya meint Wald bzw. Wildnis. [2] Für die Yogis der damaligen Zeit war es üblich, sich in die Abgeschiedenheit der Wälder zurück zu ziehen, um sich im Einklang mit der Natur rück zu verbinden. Yoga war zur damaligen Zeit kein Fitnessprogramm oder Heilmittel, um seine Rückenschmerzen zu behandeln. Yoga war, und so verstehe ich es auch heute, in erster Linie eine spirituelle Ausrichtung des Lebens. Nicht im Sinne einer Sekte oder Religion mit engen Strukturen und vorgegeben Meinungen, eher im Kontext einer freien Schulung unseres Bewusstseins. In der Abgeschiedenheit der Wälder lässt sich diese Praxis besonders gut leben und verinnerlichen. Die meisten Yogis leben aber heutzutage in Städten und praktizieren Yoga in erster Linie in Yogastudios und Bildungseinrichtungen. Aber wir tun gut daran, wenn wir ab und zu

in den Wald gehen und versuchen uns wieder auf diese unmittelbare Natürlichkeit einzuschwingen. Dann haben wir nämlich eine größere Chance uns wieder zu verbinden. Dies ist nämlich die Bedeutung von Yoga: Vereinigung bzw. Verbindung. Andere Umschreibungen für Yoga, wie „der Gang zur Quelle", „Anbindung", „Integration" und „Wiedererkennen" sind weitere sinnvolle Übersetzungen, um Yoga in seiner ganzen Komplexität zu verstehen. In einer natürlichen Ausrichtung unseres Lebens und damit unserer Yogapraxis haben wir eine viel größere Chance all die Weisheiten zu verinnerlichen, die uns Yoga lehrt. Yoga möchte dich lehren, dich wieder Eins zu fühlen und dir jener Quelle gewahr zu sein, aus der wir alle kommen. Yoga ermöglicht dir, wieder zu erkennen, wer du bist und deine wahre Natur zu erkennen. Im Yoga geht es darum zu erkennen, dass du nicht getrennt bist von deiner wahren Natur, ja nie getrennt warst. Für den spirituellen Lehrer A. H. Almaas stammt „(…) der größte Teil unserer Unzufriedenheit (…) nicht aus Krankheit oder materiellen Problemen, sondern daher, daß wir nicht wir selbst sind. (…) Es kommt daher, daß wir nicht wissen, wer wir sind, daß wir (…) unsere wahre Natur nicht kennen. (…) Die Sehnsucht zur wahren Natur zurückzukehren, ist ein angeborener Impuls (…). Je mehr wir mit uns in Kontakt sind, um so mehr fühlen wir diese angeborene Sehnsucht (…)."[3]
Es geht also erst einmal darum, überhaupt wieder mit uns in Kontakt zu sein und uns zu spüren. Es ist nicht weiter verwunderlich, wenn heutzutage viele Menschen diese tiefe Sehnsucht nach ihrer wahren Natur fühlen und sich auf die Suche machen. Sie stellen so zweifelsohne eine Gegenbewegung zu der oben skizzierten Technologisierung unseres Lebens und damit der Entfremdung dar. Auf ihrer Suche beschäftigen sie sich mit Spiritualität und Esoterik, mit Heilpflanzenwissen, mit Wildnispädagogik oder dem Leben indigener Völker, die sich noch mehr im Einklang mit der Natur und ihrem Lebensraum zu befinden scheinen. Der Markt der Methoden, der Entfremdung

entgegen wirken zu können, boomt. Wir alle haben mehr oder weniger das Gefühl, die Anbindung an das große Ganze verloren zu haben und spüren auf der anderen Seite diese tiefe Sehnsucht, diese wieder zu finden. Dazu kommt die Erkenntnis, dass es nicht nur im übertragenden Sinne, sondern ganz konkret für den Planeten, die Tiere, die Pflanzen und die Menschheit um Leben und Tod geht. Der Weg, um diese Einheit bzw. diese Verbindung zu unserer wahren Natur wieder zu finden, führt konsequenterweise in die Natur und in den Wald. David Abram geht in seinem Buch sogar noch weiter: Er weist daraufhin, dass sich unsere Körper in einem fein austarierten Wechselspiel mit der belebten Natur um uns herum herausgebildet haben. Indem wir uns immer weiter von den Stimmen der Natur abschotten, „(…) zerstückeln wir unsere Sinne und zerstören unsere geistige Kohärenz. Menschen sind wir erst im Kontakt und im lebendigen Miteinander mit dem, was nicht Mensch ist."[4] Nach seiner Definition sind viele von uns also schon gar keine Menschen mehr. Denn wer kann heutzutage noch offen und ehrlich von sich behaupten, er wäre im echten Kontakt mit der belebten Natur?

Wir müssen uns also auf den Weg machen, wenn wir unser menschliches Erbe nicht gänzlich, inzwischen praktisch per Mausklick, schreddern wollen und diesen Pfad zur Einheit mit der Natur wiederfinden. Wir benötigen hierzu Sehnsucht, die uns als Triebfeder für unsere „Pfadfinderarbeit" dient. Zugleich sorgen die daraus erwachsenen Erkenntnisse dafür, den westlichen Lebensstil mit seinem Konsumwahnsinn weiter kritisch zu hinterfragen. Im Idealfall nicht mit Bitterkeit in unseren Herzen – obwohl es dafür zahlreiche Gründe gäbe, wenn wir uns den Zustand der Erde vor Augen führen. Wir benötigen stattdessen Freude und Lust am Leben und die Weisheit in unseren Herzen. Diese einfache, aber dennoch tiefe Weisheit über unsere Anbindung an die Natur hat niemals aufgehört zu existieren. Haben wir es dann einfach nur vergessen oder gar verdrängt, wie es sich anfühlt, eins mit der Natur zu sein? In vielen von uns gibt es noch diesen Funken in ihren Herzen; eine Sehnsucht, eben jene Anbindung wieder zu entdecken. Vielleicht ist es auch eher ein wieder Erinnern, dass wir niemals getrennt waren von unserer natürlichen Quelle. Mit der Sehnsucht als Motivation gehen wir diesen Weg zu unserer Quelle. Yoga selbst ist der Weg und die Methode, mit der wir diese Einheit wieder finden können.

Eine echte Revolution erfuhr die Praxis des Yoga vor ca. 2500 Jahren, als der Mystiker Patanjali seine berühmten Yoga Sutren auf der Basis der Lehre der Upanishaden geschrieben hat. Diese 196 Verse enthalten die ganze Weisheit des Yoga und stellen bis heute sozusagen die Quintessenz des Yoga dar. Praktisch alle Yogaschulen berufen sich bis heute auf diese Yogasutren und versuchen ihren Yogastil im Kontext dieser Weisheit der Menschheit zu präsentieren. Die Weisheiten des Patanjali bilden die Grundlage für dieses Buch, den Ansatz des Wald-Yoga und die Rückverbindung zu unserer Natürlichkeit.

Von der Wissenschaft der Verbundenheit

Seit vielen hundert Jahren präsentiert uns die selbsternannte Naturwissenschaft ein mechanisches Weltbild, das auf Zerstückelung, Vereinzelung und Zerstörung ausgerichtet ist. Um die Natur zu verstehen, wurde das Lebendige bis zu seinem Atomkern auseinander genommen und unter Laborbedingungen unter dem Mikroskop oder in konstruierten Versuchsreihen analysiert. Es wurden infolgedessen sogenannte Naturgesetze aufgestellt. Die Wortwahl „Gesetz" impliziert, dass dies unumstößlich ist und mit dem Etikett der „Wissenschaftlichkeit" sind die Attribute „wahr" und „sicher" folgenschwer mit unserem Denken verknüpft. Physikalische Gesetzmäßigkeiten und vor allem Meinungen, die unter dem wissenschaftlichen Deckmantel postuliert werden, werden von uns nicht weiter hinterfragt. Das mechanische Weltbild der Wissenschaft der Neuzeit ist für die katastrophale Situation auf unserem Planeten hauptverantwortlich: Es gilt das Recht des Stärkeren. Wir alle sind in einer ständigen Konkurrenz zueinander. Wer als erster durchs Ziel kommt, hat gewonnen, alle anderen sind Verlierer. Wer möglichst viel konsumiert und möglichst viele Konsumgüter als sein Eigentum ansieht, fühlt sich den Anderen gegenüber, die weniger haben, überlegen. All dies sorgt dafür, dass wir uns mehr denn je getrennt fühlen: von den Menschen, der Natur, von Allem.

Nun sorgt ausgerechnet die Wissenschaft für eine radikale Kehrtwende. Der inzwischen verstorbene Physiker Hans-Peter Dürr bezeichnete die Wissenschaft der Trennung als einen folgenschweren Denkfehler der Neuzeit: „In deren anthropozentrischem Weltbild dient die Natur dem Menschen nur mehr als Baustein und Werkzeug zur Erfüllung seiner Bedürfnisse. Darüber hat der Mensch vergessen, dass er selbst zutiefst in diese Natur eingebettet und gänzlich abhängig von ihr ist. Die Illusion der Trennung führte dazu, dass wir einerseits das Machbare heillos überschätzen und andererseits unterschätzen, was für Möglichkeiten der Teilhabe wir tatsächlich haben."[5] Im Zuge der Forschungen in der Quantenphysik wird immer deutlicher, dass die Materie heruntergebrochen auf ihre kleinste Einheit nicht aus Teilchen besteht, sondern aus Schwingungen. Heraklits „Alles fließt" und der berühmte Ausspruch von Aristoteles: „dass das Ganze mehr ist, als die Summe seiner Teile", werden nun auch von der Wissenschaft ernst genommen. Neue Erkenntnisse gehen davon aus, dass wir auf dieser Schwingungsebene weit mehr miteinander verbunden sind, als wir uns bis dato vorstellen konnten. Evolution, Schöpfung, Bewusstsein, Leben und Kommunikation ist ohne diese elementare Verbundenheit mit unserem gemeinsamen Nenner, der Natur, überhaupt nicht möglich, lautet plötzlich das Credo der Naturwissenschaftler. Also teilweise Jahrtausende alte Lehrsätze von spirituellen Lehrern, die bisher in arroganter Manier von der westlich geprägten Wissenschaft überhaupt nicht beachtet, belächelt oder verunglimpft wurden, finden sich plötzlich in den Artikeln der modernen Wissenschaft. Man höre und staune!

Auch Yoga ist seit geraumer Zeit Gegenstand der Wissenschaft. Hervorheben möchte ich an dieser Stelle die Publikationen der Bihar School of Yoga, die sich schon seit längerem darum bemüht, mit ihren Forschungen dem Yoga zu einem höheren Stellenwert zu verhelfen. Patanjali selbst war einer dieser Wissenschaftler, der Yoga bis ins kleinste Detail erforscht hat.

Nun möchte ich dich einladen, nicht der Wissenschaft oder mir dein grenzenloses Vertrauen auszusprechen, sondern gleichfalls zum Experten oder Wissenschaftler auf dem Gebiet des Yoga zu werden. Ein Jeder, der tief genug in eine Materie eintaucht, wird zu einem Experten: der wiederum seinen gewonnenen Erfahrungsschatz mit der Welt teilen kann, ganz im Sinne des Miteinanders und der Verbundenheit. Patanjali selbst würde, da bin ich mir sicher, wenn er noch leben würde, sich meiner Aufforderung anschließen: Sehe, höre, fühle, erkenne, jetzt, hier in diesem Augenblick!

Das Yogasutra

Patanjalis Originaltext ist in Sanskrit verfasst. Jede Übersetzung wird maßgeblich vom „Background" des Übersetzers beeinflusst. Gerade einzelne Sanskritbegriffe sind in ihrer Bedeutung so vielschichtig, dass viel Interpretationsspielraum möglich ist. Manche Sanskritworte können kaum adäquat übersetzt werden und oft sind verschiedene

Umschreibungen notwendig, um den Sachverhalt in seiner Ganzheit zu verstehen. Einzelne Passagen sind sehr beschreibend und können vom Leser nur dann vollständig erfasst werden, wenn der Inhalt zumindest annähernd schon mal praktisch erfahren wurde. Zu Patanjalis Yogasutra existieren mehrere gute Übersetzungen. Wenn du dich eingehender mit den Yogasutras befassen möchtest, würde ich dir empfehlen, mehrere Werke zu Rate zu ziehen. Eine gelungene Interpretation zum Yogasutra hat Ralph Skuban geschrieben, dem ich Einiges an Verständnis verdanke. Intensiver habe ich mich mit den Sutren in der Ausbildung bei Andreas Schwarz, der eine ganz eigene für seine mystische Lehre passende Übersetzung und Interpretation von Patanjali angefertigt hat, auseinandergesetzt.[6] Auch aus seiner Interpretation entstammen mehrere Zitate des Yogasutras in diesem Buch. Es war mir aber auch eine große Erhellung mich immer mal wieder mit dem Originaltext in Sanskrit zu befassen und auf mich wirken zu lassen, obwohl ich kein einschlägiges Sanskritstudium absolviert habe. Die zitierten Yogasutren in diesem Buch entstammen also aus mehreren Quellen und teilweise habe ich mir für die „Acht Strahlen der Sonne" erlaubt diese im Kontext meines Buches mit einer gewissen yogischen Freiheit zu interpretieren und darzustellen. Patanjali beschreibt die acht Stufen zusammenhängend in seinem zweiten Buch, dem Buch der Methoden (Sadhana Pada). Zur Erläuterung und Vertiefung muß jedoch das ganze Yogasutra herangezogen werden und je nach Kontext geht Patanjali auch an verschiedenen Stellen auf seine Methoden ein. Im ersten Buch Samadhi Pada, der Weg des sanften Schwebens, sind schon die wichtigsten Lehren von Patanjali enthalten. Das dritte Buch wird manchmal als Buch der Wunder übersetzt. Das liegt hauptsächlich daran, das es am schwersten zu verstehen ist und die darin beschriebenen Vibuthis Yoga für Fortgeschrittene sind. Mit Wunder hat all das aber nichts zu tun, Vibuthi ist das sehr feine und kraftvolle Spiel mit den Elementen. Das vierte und letzte Buch, Kaivalya Padha, ist ebenfalls sehr tiefgründig und fein. Es bringt noch mal das ein oder andere auf den Punkt und beschreibt, was letztendlich verwirklicht wird, wenn der Yogaweg gewissenhaft begangen wird: Freiheit.

Die Auseinandersetzung mit dem Yogasutra ist eine Aufgabe fürs Leben. Eine zudem, die sich in mannigfaltiger Weise lohnt: So wird sie dein Leben grundlegend verändern, je mehr du dich darauf einlassen kannst.

Für die Nachvollziehbarkeit bzw. für das tiefer gehende Studium des Lesers habe ich die einzelnen Sutren jeweils mit ihrer Nummerierung versehen. So bedeutet 3.1 zum Beispiel das erste Sutra im 3. Buch.

Patanjalis acht Strahlen der Sonne

Die meisten Yogis kennen das Yogasutra von Patanjali in Zusammenhang mit dem achtstufigen Pfad, auch Ashtanga oder Raja Yoga genannt. Sie dienen laut Patanjali, vereinfacht ausgedrückt, dazu,

… deine Handlungen von „Unreinheiten zu befreien" und deine spirituelle Entwicklung zu fördern. (2.28)

Im Zuge deiner inneren Arbeit wirst du immer wieder auf Fallstricke und Hindernisse stoßen. Die acht Strahlen der Sonne dienen dazu, diese Hindernisse aus dem Weg zu räumen. Welche Hindernisse es im Einzelnen gibt, die der Wahrnehmung der Einheit entgegenwirken, werden wir später sehen. Alle acht Stufen im Raja Yoga kommen von der „selben Sonne" und sind wie Sonnenstrahlen, die deine Präsenz immer noch heller erstrahlen lassen. Das Wort Sein leitet sich ab von dem Wort Sonne. Im Yoga kommst du dir selber näher und erkennst dein Sein in einem größeren, allumfassenden Licht. Das ist nicht weiter verwunderlich, denn deine Präsenz, als Lebensenergie gesehen, ist nichts anderes als gespeichertes oder transformiertes Sonnenlicht. Die Sonne hat eine Strahlkraft, die anscheinend nie versiegt. Du bist wie eine Kerzenflamme im Vergleich zur Sonne. Die Sonne ist unendlich viel größer, aber nichtsdestoweniger ist dein Leuchten ein Teil der Sonne. Das wurde schon von vielen Kulturen so erkannt und hat sich in der Zuschreibung der Sonne als Gottheit manifestiert.

Der achtstufige Pfad gilt als der Königsweg im Yoga (Raja heißt übersetzt König). Oft wird er als chronologisches Konstrukt verstanden und auch so unterrichtet: Zuerst musst du dich deinem Umfeld gegenüber gut verhalten (der erste Strahl, Yama), dann dir selbst gegenüber (der zweite Strahl, Niyama), dann kannst du weitergehen. In dieser Weise verstanden, wird Präsenz durch Moral ersetzt. Dies ist von Patanjali sicherlich so nicht gemeint. Genauso, wie die christlichen 10 Gebote durch ihre rein mechanische Befolgung oder Nicht-Befolgung zu einer hohlen gesellschaftlichen Direktive geworden sind, besteht nun für den sittsamen Yogi die Gefahr in die gleiche Falle zu tappen. Den Unterschied machen deine Präsenz, deine Achtsamkeit, deine Leidenschaft und dein Bewusstsein, wie wir noch ausführlicher sehen werden. Du benötigst für deinen Yogaweg also weder deinen moralischen Finger noch eine chronologische Reihenfolge, wann du welche Übungen praktizieren kannst. Natürlich, und das wirst du gleich sehen, wenn ich dir die einzelnen Strahlen kurz vorstelle: Von Strahl zu Strahl wird die Praxis immer feiner. Alleine aus diesem Grund wirst du nicht sofort überall einsteigen können, vor allem dann, wenn du gerade erst mit Yoga angefangen hast.

In den acht Strahlen der Sonne findest du alle Methoden, die du benötigst, um den Yogaweg zu gehen und deine wahre Natur zu wieder zu finden. Du kannst dich, wie in einem Selbstbedienungsladen, ihrer einfach bedienen. Es gibt viele Yogaschulen, die dich in den einzelnen Methoden unterrichten können. Die meisten von uns finden den Zugang zum Yoga zunächst im Üben von Körperübungen (Asanas) und erforschen dann langsam die anderen Bereiche, sobald ihre Sehnsucht mit stetiger Yogapraxis größer wird. Natürlich gibt es in der

Auslegung von Yoga zwischen den Schulen auch Differenzen in der Präsentation der Weisheiten. Lass dich nicht davon verunsichern. Wir sind alle Lernende irgendwo auf diesem großartigen Yogaweg. Fühle dich frei, dich dorthin zu bewegen, wo es dich mit deiner Neugier hinzieht und lass dich erwärmen, von den acht Strahlen der Sonne.

Die acht Strahlen (2.29) sind:

1. **Yama:** Aus deiner Präsens, ergeben sich Lebensweisen, wie du dich deinem Umfeld gegenüber verhältst.

Im einzelnen sind dies:
- Nicht-Schaden (Ahimsa),
- Aufrichtigkeit (Satya),
- Nicht-Stehlen (Asteya),
- Leben im Bewusstsein um die Quelle (Brahmacharya),
- Nicht-Anhaften (Aparigraha).

2. **Niyama:** Aus deiner Präsens, ergeben sich Lebensweisen für den Umgang mit dir selbst.

Dazu gehören:
- Reinheit von Körper und Geist (Shaucha) und damit die sechs Shatkarmas (die Reinigungstechniken: Neti, Dhauti, Basti, Nauli, Trataka und Kapalabhati),
- Zufriedenheit (Santosha),
- Ständiges Glühen (Tapas),
- Selbsterforschung (Svadhyaya),
- Hingabe an die Quelle (Ishvara-Pranidhana).

3. **Asana:** Haltung des Körpers, Meditationshaltung oder auch einfach im Körper sein

4. **Pranayama:** Ausweitung der Lebensenergie über die Atmung

5. **Pratyahara:** Ausrichtung auf die Quelle über die Sinne und ziehen lassen von Gedanken

6. **Dharana:** Im Fluss des Lebens sein

7. **Dhyana:** Meditation, sich ganz im Gewahrsein versinken lassen

8. **Samadhi:** Der Geist in vollkommener Stille, Schweben, Erleuchtung, Freiheit, Auflösung von Form und Zeit, Essenz erfahren

In dem Buch stelle ich dir die acht Strahlen genauer vor. Ergänzend beschreibe ich zugehörig zu den Kapiteln einzelne Übungen, die sich im Wald-Yoga in unseren Natur-Retreats bewährt haben. Sie dienen dazu die Yogaphilosophie zu vertiefen, zu verstehen zu verinnerlichen und dir damit die Möglichkeit zu offenbaren, dich wieder mit deiner wahren Natur zu verbinden. Natürlich geht es im Yoga in erster Linie darum, Yoga zu praktizieren und die Rückverbindung somit zu einer echten Erfahrung zu machen. Zum grundlegenden Verständnis ist es allerdings notwendig, die Weisheiten auch theoretisch zu erklären. Versuche die Übungen in erster Linie spielerisch, undogmatisch, kreativ und möglichst oft in einer natürlichen Umgebung zu praktizieren. Dann wird sich dein Leben von Tag zu Tag im Sinne der acht Strahlen weiter erhellen.

In den einzelnen „Lücken" der acht Strahlen findest du weitere Kapitel, die dir als Türöffner für den jeweiligen Wegabschnitt dienen können. Auch hier, versuche möglichst offen und undogmatisch die

Weisheiten des Patanjali auf dich wirken zu lassen. Mitunter ist es ratsam einzelne Kapitel mehrmals zu lesen, ab und zu eine Pause einzulegen, vielleicht dabei in den Wald zu gehen, und dich dann wieder deiner Pfadfinderarbeit zu widmen.

Wenn du in den Wald gehst und dort Yoga übst, bedeutet das auch, die eigene Komfortzone zu verlassen. Du wirst es wahrscheinlich nicht gewohnt sein, Yoga in der Natur zu praktizieren. Wenn du damit beginnst, kann es schnell passieren, dass du deine Lust verlierst, weil es vielleicht anfängt zu regnen, dich die Mücken und Bremsen ärgern, oder weil du erst mal die Erfahrung machst, dass es dir viel schwerer fällt, außerhalb der geschlossenen Räume zu meditieren. All dies hat etwas mit Gewohnheit und Vertrauen zu tun. Vielleicht wirst du dich am ersten Tag deines Campingurlaubes auch erst mal nicht wohl fühlen, dich im Nachhinein dann aber daran erinnern, wie schön es war, mehr Zeit in der Natur zu verbringen. Es ist also wichtig, sich erst wieder daran zu gewöhnen, raus zu gehen und die Natur wahrzunehmen. Dann kannst du allmählich beginnen, entweder deine eigene bisherige Praxis, oder die ein oder andere in diesem Buch vorgestellte Übung mal in der Natur auszuprobieren. Nach und nach kannst du dich so deiner Umgebung gegenüber immer mehr öffnen, damit der Wald oder die Natur an sich wieder dein Zuhause wird und du all das erfahren kannst, wovon Patanjali in seiner Weisheit des Yoga spricht.

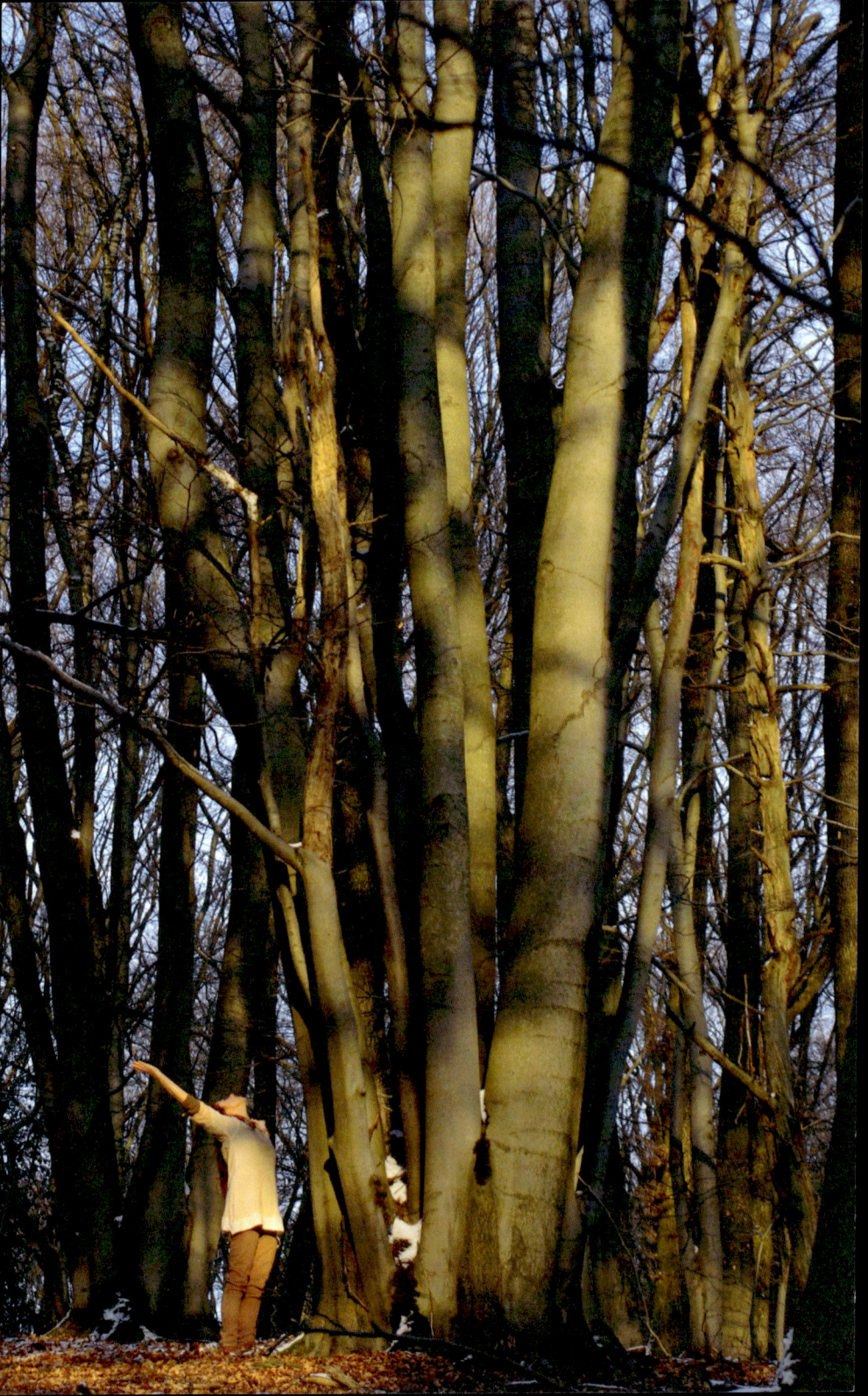

1. Yama: Verhalte dich weise deinem Umfeld gegenüber

Yama wird meist als Selbstbeherrschung übersetzt. Gleichzeitig ist Yama der Gott des Todes. Beides ist erst einmal nicht hilfreich oder geeignet, um den Sinn von Yama zu verstehen. Wie gesagt, bei den ersten beiden Strahlen der Sonne geht es nicht um Moral. Es macht eigentlich nur dann Sinn sich mit den Yamas näher zu beschäftigen, wenn du dich bereits auf dem Yogaweg befindest. Warum? Weil für das Verständnis von Yama und Niyama die Bedeutung von Yoga und damit diese Verbundenheit mit allem Beseelten um dich herum ganz entscheidend ist. Fühlst du dich nicht verbunden und „benutzt" diese Verhaltensweise als Gebote, erzeugen sie nur unnötig Druck und Spannung in dir. Als bewusst lebender Mensch kannst du sicherlich gleich „Ja" zu den Verhaltensweise sagen und deren Sinnhaftigkeit für ein Leben mit Anderen auf diesem Planet sehen. Aber dies wäre eben nur die oberflächliche Ebene. Entscheidend ist, dass du dir mal ein paar mehr Gedanken, um den Sinn der einzelnen Verhaltensweisen machst und spüren kannst, was sie für dein Leben bedeuten. Nehmen wir gleich das erste Yama als Beispiel.

Ahimsa

meint „Nicht-Schaden" bzw. „Nicht-Verletzen". Dies wird übrigens auch als Hauptargument ins Spiel gebracht, wenn die Yogaschulen die vegetarische Ernährung propagieren. Ahimsa meint noch mehr, aber bleiben wir erst mal dabei, dass du keine Tiere töten sollst. Vielleicht hast du auch schon mal von den buddhistischen Mönchen gehört, die den ganzen Tag über einen Mundschutz tragen, damit sie keine Insekten einatmen und damit töten. Dies macht in unserem Kulturkreis niemand und letztendlich, ob wir nun einen Mundschutz tragen oder nicht, verhindern lässt sich das Töten von Lebewesen sowieso nicht gänzlich. Keine Frage, viele Menschen essen zu viel Fleisch und es täte der Erde sehr gut, wenn wir uns mehr vegetarisch ernähren würden. Aber eben im Idealfall nicht aus moralischen Gründen. Ob es überhaupt gesund ist, Fleisch zu essen ist eine andere Frage, hat aber erst mal nichts mit Ahimsa zu tun. Wenn wir mit der belebten Natur um uns herum verbunden wären, also ein Bewusstsein dafür hätten, kämen wir niemals auf die Idee, Mutter Erde so auszubeuten und zu verletzen. Überhaupt, wo sollen wir die Grenze ziehen? Ist eine heraus gerissene Pflanze weniger wert, als ein platt getretener Käfer? Aus Unachtsamkeit passiert mir dies immer mal wieder. Bedeutet das Versprühen von Pestiziden oder das Kaufen von konventionellen Obst und Gemüse, also mit Chemikalien behandelten Lebensmitteln, nicht auch schon, dass ich bewusst meiner Umgebung Schaden zufüge? An dieser Stelle könnte ich natürlich unzählige Beispiele aufführen. Letztendlich werden viele dieser Fragen auch alleine durch die Zugehörigkeit zu einer gesellschaftlichen Gruppe beantwortet. Definierst du dich als ökologisch eingestellter Vegetarier, dann sind manche Antworten, der oben aufgestellten Fragen klar. Aus yogischer Sicht sind die Attribute achtsam und bewusst für die Beantwortung von ganz entscheidender Bedeutung, nicht die Zugehörigkeit zu einer Gruppe mit seinen Werten und Normen. Wenn du dein Leben so eingerichtet hast, dass du möglichst achtsam und bewusst mit den Ressourcen umgehst und dem Leben an sich gegenüber wertschätzend und aufrichtig eingestellt bist, dann spricht an sich auch nichts dagegen, sich auch mal ein gutes Stück Fleisch von glücklichen Kühen zu gönnen. Hat Ahimsa dann überhaupt etwas mit Vegetarismus zu tun? Ich meine „Nein". Letztendlich muss dies natürlich jeder für sich selbst, möglichst ehrlich und bewusst ausloten, wo die Grenzen von Ahimsa sich jeweils befinden.

Und so wären auch schon beim zweiten Yama:

Satya.

Hier geht es um deine Aufrichtigkeit, deine Wahrhaftigkeit. Satya wird meist als „nicht Lügen" übersetzt, aber die Übersetzung greift meines Erachtens zu kurz. Aufrichtig leben solltest du in erster Linie dir gegenüber und das wirkt sich dann auf deine Beziehungen aus. Wenn du bei einer Begegnung gefragt wirst, wie es dir geht und du automatisch mit gut antwortest, obwohl du dich gerade nicht so fühlst, warst du dann nicht aufrichtig? Vielleicht hattest du an dieser Stelle gute Gründe deinem Gegenüber gerade nicht von deinem Leid zu erzählen. Bist du aber ehrlich dir gegenüber, wenn du dich im Spiegel betrachtest? Oder lebst du ein Leben hinter einer Fassade von guter Laune und weißt vor lauter Abwehr gar nicht mehr wirklich, wie es dir geht? Schau mal ein bisschen genauer nach, wie es mit deiner Wahrhaftigkeit dem Leben gegenüber aussieht. Wenn du mit einem weitgehend offenen Herzen durch die Welt gehen kannst, bist du sicherlich auf einem guten Weg. Als gutes Beispiel dient uns immer wieder die Natur: Käme ein Tier auf die Idee, nur so zu tun, als ob? Kann ein Baum alles andere als aufrichtig sein?
Beim dritten Yama,

Asteya,

spielen Ahimsa und Satya auch eine Rolle. Asteya meint „nicht Stehlen". Es bedeutet aber auch sich nicht bereichern, also etwas anhäufen, was man gar nicht braucht. Die Superreichen dieser Erde haben wahrscheinlich keine vordergründigen Probleme damit, immer mehr Reichtum in Form von Geld und Güter anzuhäufen und fragen sich eher weniger, wer oder was dafür auf der Strecke bleibt. Letztens habe ich gelesen, dass sich die USA als Supermacht in ihrer Doktrin, also in ihrer Selbstdarstellung, ganz offiziell als vorherrschende Nation auf diesem Planeten sieht und dementsprechend ihre Außenpolitik

betreibt. So gesehen sind sie ja sogar ehrlich, nur hat das natürlich die ein oder andere Kehrseite. Und mit Ahimsa wäre dieser Welteroberungsgedanke auch nicht umsetzbar. In der Natur finden wir wieder schöne Ansätze, wie unser Leben stattdessen funktionieren kann. Gerade eben waren drei Rehe in unserem Garten und haben sich unter anderem an unserem Gemüsebeet bedient. Ich bin ihnen nicht böse, denn sie leben einfach ihr Leben und bereichern sich nicht, wie wir Menschen. Würde ich selber Hunger leiden, würde ich sie natürlich wegjagen, oder womöglich sogar eins davon töten, um mich davon zu ernähren. Es ist alles eine Frage der Verhältnismäßigkeit und dem Bewusstsein, mit dem ich, was tue. Erst dann kann ich mir aufrichtig im Blick in den Spiegel die Antwort geben, ob ich im Sinne von Asteya, Ahimsa und Satya gehandelt habe.
Das vierte Yama,

Brahmacharya,

wird in yogischen Kreisen oft besonders kontrovers diskutiert. Üblicherweise wird dies nämlich mit Keuschheit übersetzt. Genau bedeutet Brahmacharya im Einklang mit dem Göttlichen zu leben. Fundamentalistische Yogis unterstellen den Göttern, hier Brahma, dass sie keinen Sex haben und in ihrem Dasein ganz andere Prioritäten setzen. Nun ist es natürlich wichtig, wie wir das Göttliche definieren? Ist Gott ein alter Mann mit Bart, der streng auf das Schaffen seiner Erdenkinder herabblickt, die 10 Gebote als moralischen Kodex des menschlichen Zusammenlebens verfasst hat und alles was dagegen verstößt, als Sünde brandmarkt? In anderen Religionen würde dieses Bild natürlich eine andere, aber ähnliche Färbung haben. Oder gibt es überhaupt gar keinen Gott und alles, was wir als Schöpfung und Evolution bezeichnen ist nur ein riesengroßer Zufall? Oder lässt sich das Göttliche in allem, was lebt, was beseelt ist, wiederfinden und diese Personifizierung eines Göttlichen ist nur eine menschliche Projektion? Die Antworten auf diese Fragen sind von entscheidender Bedeutung, wenn wir wissen wollen, wie wir Brahmacharya zu verstehen haben. Ein wichtiger Hinweis, den ich in diesem Gedankenspiel noch gerne geben möchte, ist der Umstand, dass Gott in meinem Verständnis überhaupt nicht anklagt. Dementsprechend gibt es auch so etwas wie Sünde nicht. Die Einteilung in richtig und falsch, in gut und böse ist immer einem gesellschaftlichen Verhaltenskodex geschuldet, der im Laufe der Zeit und der verschiedenen Kulturen einem steten Wandel unterworfen ist. Diese Bürde dem Göttlichen zu verantworten ist alles andere, als aufrichtig. Finde also in deiner Yogapraxis selbst heraus, wie es sich im Einklang mit der Quelle (so übersetze ich gerne Brahmacharya) am besten leben lässt.

Aparigraha,

oder „nicht Anhaften", dem fünften und letzten Yama, führt uns zu der Auseinandersetzung mit der Vergänglichkeit. Nichts, weder Schmerz und Leid, noch Freude ist von Dauer bzw. konservierbar. Wir befinden uns in einem Lebensfluss, ob wir wollen oder nicht. Das was gerade war oder ist, ist im nächsten Moment schon wieder anders. Vielleicht nur um Nuancen und mit den Sinnen kaum wahrnehmbar, aber definitiv nicht ganz gleich. Manches ist vergänglicher, wie die Blüte, die sich nur für einen Tag öffnet, manches, wie das ein oder andere Bauwerk, scheint Jahrhunderte zu überdauern. Aber auch bei letzterem nagt der berühmte Zahn der Zeit.
Wir richten unser Leben oftmals darauf aus, „Werte zu schaffen", ein Haus zu bauen, immer bessere Autos zu fahren und Geld zu sparen. Das macht natürlich auch ein Stück weit Sinn, zumindest dann, wenn wir nicht über das Ziel hinaus schießen. Spätestens auf dem Sterbebett stellen Viele fest, dass wir nichts von dem, was wir auf unserer

Habenseite in unserem Leben verbuchen konnten, mitnehmen können. Und nicht Wenige bereuen spätestens an dieser Stelle, dass sie ihr Leben nicht mehr genießen konnten und anstatt immer mehr Güter anzuhäufen, nicht in mehr Lebensqualität investiert haben. Erich Fromm hat in seinem Buch vom „Haben oder Sein" auf diesen Unterschied ausführlich hingewiesen.[7] Nun ist aber nicht nur das Haben einem ständigen Wandel unterworfen, sondern auch das Sein. Auch wenn wir es uns noch so wünschen, wir können uns weder an unserem materiellen Reichtum festklammern, noch an einem wunderschönen Augenblick. Wir sind also gut beraten, das Nicht-Anhaften mehr in unserem Leben zu kultivieren. Du könntest nun fatalistisch reagieren und argumentieren, dass es ja kein Sinn macht sich anzustrengen, wenn alles vergänglich ist und zwangsläufig beispielsweise auf Gesundheit Krankheit und Verfall folgt. Aber danach fragt das Leben nicht. Wir müssen sterben, alles muss irgendwann sterben, damit Raum für etwas Neues entstehen kann. Das Leben ist nicht linear, es ist zyklisch. Werden und Vergehen, ohne wenn und aber. Im Leben ist bereits der Tod inbegriffen. In dem Moment, wo du geboren wirst, setzt bereits dein Sterbeprozess ein und nicht etwa 5 Minuten vor deinem tatsächlichen physischen Tod. Es ist nicht so, dass du nun alles, was dir im Leben widerfährt, gleichgültig hinnehmen sollst. Leben möchte leben und dazu gehört auch das Streben nach einem guten Leben, was immer das für jeden Einzelnen bedeuten mag. Aber eben nicht auf Teufel komm heraus. Erwin Thoma hat hier ein schönes Beispiel von den Bäumen gebracht. Erst mal strebt jeder Baum ans Licht, möchte wachsen und groß werden und er befindet sich im Wettbewerb mit den anderen Bäumen um sich herum. So bald er aber groß geworden ist und seinen Platz an der Sonne eingenommen hat, stellt er den Wettbewerb ein. Er sorgt stattdessen für die Sprösslinge zu seinen Füßen und versorgt diese mit Nährstoffen. Irgendwann ist auch seine Zeit gekommen und er fällt zum Beispiel einem Sturm zum

Opfer. Nun können die anderen Bäume seinen Platz einnehmen und der Baum, der langsam zu Humus verfällt, ernährt die Pflanzen, Pilze und Bäume um ihn herum. [8]

Wenn wir es schaffen, nicht anzuhaften, dann ernten wir eine enorme Freiheit. Wir machen uns nicht abhängig, das immer alles im Leben gut gehen muss. Auf Regen folgt irgendwann immer Sonnenschein. Und die acht Strahlen der Sonne haben auch noch Gültigkeit, wenn wir nicht mehr sind.

„Wenn ihr nicht in eurem Körper seid, dann verpasst ihr die Quelle aller Bedeutsamkeit, allen Sinns und aller Befriedigung. Wie könnt ihr Befriedigung empfinden, wenn ihr nicht hier seid?"[9]

A. H. Almaas

Sehnsucht, Verliebtsein, Erkennen: Finde den Pfad und geh deinen Weg

Jetzt, in diesem Moment: „Wo bist du?" Mit dieser Frage meine ich nicht den konkreten Ort, an dem du dich aufhältst, ob du gerade im 3. Stock auf deinem Sofa sitzt, oder ob du dich gerade auf einer Parkbank in deinem Lieblingspark befindest. Präziser formuliert bezieht sich diese Frage auf deine Wachheit, deine Achtsamkeit und deine Anwesenheit jetzt hier: „Also, bist du da?"

Der Philosoph Peter Sloterdyke bezeichnete einmal die – jedem Kind aus dem Kasperletheater bekannte – Frage: „Seid ihr alle da?" als die tiefsinnigste aller Fragen. Kannst du sie, ganz ehrlich, mit „Ja" beantworten? Nicht wenige Menschen streben heutzutage einem imaginären Ziel entgegen, sind zerstreut und haben vollkommen vergessen, wie es sich anfühlt, tatsächlich einfach da zu sein. Kannst gerade jetzt deinen Körper als Ganzes wahrnehmen und die Wirklichkeit um dich herum als solche vollkommen wertfrei und ungeschminkt erkennen? So wie sie einfach jetzt ist und nicht, wie sie im Idealfall für dein größtes Wohlbefinden sein sollte? Dieses „ganzheitliche Da-Sein", oder deine Präsenz, beschreibt natürlich keinen statischen Zustand, sondern einen Prozess, der einem ständigen Wandel unterworfen ist. Es ist ein permanentes, allerdings vollkommen bewusstes, „Auf-dem-Weg-Sein". Und so könnte ich auch fragen, wo du dich auf deinem Lebensweg befindest? Befindest du dich gerade in einem natürlichen Lebensfluss? Wenn du dich im Lebensfluss befindest, dann hast du die Chance die Wirklichkeit immer wieder neu und unverbraucht wahrzunehmen. Das Leben als Ganzes wird erst im Fluss zum Abenteuer. Du kennst sicher den Ausdruck: „im Flow sein" und das damit verbundene kreative Potential, dass durch den Körper dabei wirkt. Vielleicht bist du dir sogar von Geburt an der Wirklichkeit des Fließens bewusst. Doch vielleicht geht es dir, wie den meisten von uns, und es bedarf der Übung, in diesen natürlichen Fluss zu kommen bzw. zu bemerken, dass du immer schon im Fluss bist. Oft klammern wir uns, sinnbildlich gesprochen, am Ufergestrüpp fest und klagen darüber, dass wir ja so gerne im Fluss sein würden, wenn wir nur wüssten, wie. Dabei bräuchten wir einfach nur loszulassen. Solltest du nicht in diesem Fließen sein, sondern eben im Gestrüpp hängen, dann bist du in einem Zustand, der im Yoga *Avidya* genannt wird. Übersetzt bedeutet dies, gegen das Leben zu sein, oder eben, sich nicht im Lebensfluss zu befinden. Es bieten sich in jedem normalen menschlichen Leben immer wieder Gelegenheiten „in den Fluss zu springen". Möchtest du deine Chancen nutzen oder lässt du sie wieder und wieder vorbeiziehen? Jagst du einer Illusion von Sicherheit nach oder bist du bereit für den Sprung ins Unbekannte (und doch vielleicht Vertraute)? Richtest du dich aus, auf diese Qualität; die Intensität, die aus der Unmittelbarkeit deiner Präsenz erwächst? Diese Qualität des einfachen Seins bezieht alle deine Lebensumstände, also wo du dich gerade befindest und was du gerade machst, mit ein. Yoga, als Lebensweg verstanden, der nicht mit dem Verlassen der Matte endet, macht dir diese Qualität in jeder Lebenslage erfahrbar, egal, ob du gerade deinen Abwasch erledigst, auf dem Klo sitzt, oder meditierst. Hast du beim Lesen oder deiner bisherigen Yogapraxis Sehnsucht in dir gespürt? Dann beginnt dein Yogaweg, wie immer, hier und jetzt und ich lade dich dazu ein, tiefer in die Weisheit des Yogas einzutauchen. Kommt dir all das noch irgendwie suspekt vor und und dein

Leben erscheint dir unspektakulär und eigentlich hast nicht wirklich zu etwas Lust, dann fühle dich eingeladen, diese Sehnsucht in dir zu wecken. Denn ohne Sehnsucht, ohne dieses neugierige Staunen, ohne den Wunsch, tiefer einzutauchen, ohne diese Abenteuerlust, ohne diese Pfadfinderdrang ist der Weg für dich im Moment nicht ohne weiteres erfahrbar und du wirst dich stattdessen in der Komplexität des Lebens weiter verstricken und verlieren. Vielleicht hast du es zu einem gewissen Reichtum auf der materiellen Ebene gebracht, und eigentlich musst du dir keine Sorgen mehr machen. Aber sei mal ehrlich zu dir, ist es das wofür du lebst, gibt es da nicht noch mehr zu entdecken? Wie kannst du nun die Sehnsucht in dir wecken, wenn die Worte oder dein bisheriges Leben dich bisher nicht berührt haben? Dafür gibt es leider keine Patentlösung. Allerdings gibt es auf der anderen Seite viele Möglichkeiten aufzuwachen. Vielleicht ist es eine innigliche Naturerfahrung, die dich berührt, vielleicht ist es die Geburt deines Kindes, oder du verliebst dich in einen Menschen. Es kann aber auch etwas auf den ersten Blick ganz Unspektakuläres sein. Wenn du lernst, dich auf den Zauber des Augenblicks auszurichten, erwacht diese Sehnsucht ganz natürlich in dir. Spüre deine Präsens so oft, wie möglich und sei nun im Versuch, diese Sehnsucht, diese aufkeimende Lust am Leben als Ahnung in dir zu bewahren. Festhalten an diesem Gefühl bzw. Konservieren funktioniert natürlich nicht. Aber du weißt nun schon mal, wie es sich anfühlt und du hast eine Ahnung, wo du diesen zündenden Funken für dein Leben finden kannst. Anstatt wieder den Gang in ein Hamsterrad anzutreten, versuche stattdessen möglichst oft in deinem Leben Situationen zu schaffen, in denen du deinen Körper und das Leben vollkommen ungeschminkt und unmittelbar wahrnimmst. Entscheidend für diese Erfahrung ist, wie gesagt deine Ausrichtung: Ist da eine Ahnung von dieser Sehnsucht in dir? Fühlst du, dass du sie entdecken kannst, ohne dass du sie suchen müsstest? Wenn du auf der Suche bist nach dieser Sehnsucht, nach diesem Lebendigen, dann gehst du von einem Bewusstsein aus, dass es dir an Etwas oder vielleicht sogar an Vielem mangelt. Je mehr du auf der Suche bist, desto mehr verstärkst du dieses Gefühl von Mangel, und du befindest dich fortan in einem Zustand von spiritueller Armut. Mit diesem Armutsbewusstsein wirst du nichts wirkliches von Wert finden können. Das Einzige, was dir bleibt, ist die vorübergehende Befriedigung deiner menschlichen Bedürfnisse. Aber im Kern bleibst du bedürftig, weil das Wesentliche für dich mit dieser Ausrichtung nicht erfahrbar ist. „Menschen neigen dazu, zu glauben, daß sie erst finden müssen, was sie suchen, und daß sie dann aufhören. Die Wahrheit ist, daß es zu dem Finden nur kommen kann, wenn die Suche aufhört. (…) Sie glauben immer noch nicht, daß die Lust, der Friede und die Erfüllung jetzt genau hier sind."[10]

Das Problem mit der Suche ist, dass du mit dem Akt des Suchens dein Bewusstsein von deinem Sein, deiner Quelle trennst. Das, was du dann wahrnimmst, ist getrennt von deinem Sein. Anstatt dich dem Gefühl von Einheit anzunähern, machst du die Erfahrung von Getrennt-Sein. Alles fühlt sich so schal, so gebraucht ohne echten Wert und Lebendigkeit an. Was du im einzelnen suchst, spielt in Bezug auf dieses Mangelbewusstsein keine Rolle. Wenn du stattdessen innehältst und dich auf die Gegenwart ausrichtest, kann plötzlich alles geschehen. In dieser Lücke entsteht Kreativität, du wirst neugierig und nimmst wahr, wie sich die Fülle des Lebens unmittelbar vor dir ausbreitet. Nun kannst du dich buchstäblich in jeder Minute aufs Neue verlieben: in den Gesang eines Singvogels, das Recken und Strecken deiner Katze, das Lächeln deines Partners oder das leise Rascheln des Windes in einem Baum. Das Gefühl verliebt zu sein ist sicher nicht neu für dich. Das Entscheidende ist nun, dass du dieses Verliebtsein immer wieder aufs Neue erlebst. Kannst und möchtest du dir die Erlaubnis geben und es zulassen, dass dieses Verliebtsein in jedem Augenblick geschehen kann? Vielleicht hast du den Glaubenssatz verinnerlicht, dass du dich ja schon mal verliebt hast, nämlich in deinen Partner und das war´s dann. Und nun bist du verheiratet und vielleicht nicht mehr verliebt und meinst, in etwas oder jemand anderes dürftest du dich schon mal gar nicht verlieben. Sonst könnte jemand auf die Idee kommen, du wärst untreu, und du würdest Schuld auf dich laden. Ich hoffe du erkennst an dieser Stelle schon die Sinnlosigkeit, die hinter diesen gesellschaftlich indoktrinierten Glaubenssätzen steht. Wie kannst du glauben, Frieden und Freiheit zu finden, wenn du dich in deiner Lebendigkeit derart beschneidest? Was ist so erschreckend an dieser Ausrichtung, in das Leben verliebt zu sein? Ohne diese Ausrichtung auf die Lebendigkeit ist es nicht möglich, ein erfülltes Leben zu leben. Dies gilt es in der Praxis zu erfahren, dies gilt es zu erkennen. Wenn du dir nur vorstellen kannst, dass da etwas dran ist, dann wirst du nicht weiter kommen auf deinem Pfad. Du benutzt in der Vorstellung deine Fantasie, und die ist im Vergleich zur Wirklichkeit ein schwacher Abklatsch. Um zu erkennen, benötigst du reale Lebenserfahrungen. Erkenntnis setzt ganz generell voraus, dass du bereit bist, dich mit offenen Augen dem Leben zu stellen, dass du dich wahrhaftig auf dieses Abenteuer Leben einlassen möchtest. Du begibst dich nicht auf die Suche und gehst nicht davon aus, dass dir etwas fehlt. Stattdessen erlaubst du es dir, die relevanten Antworten auf deinem Lebensweg zu finden, genau hier an diesem Ort, wo du dich gerade befindest, womöglich also auch im 3. Stock eines Mehrfamilienhauses. Du begibst dich also auf den Yogaweg und erkennst, dass dies vollkommen natürlich, vollkommen normal ist. Es gibt im Yoga keine Wunder zu entdecken, alles was du erkennen kannst, bist du schon selbst.

„Der Weg des Yoga addiert nichts hinzu, was wir nicht schon hätten, und er macht nichts aus uns, was wir nicht eigentlich schon wären. Er räumt lediglich Barrieren fort, damit das Wasser der Evolution frei auf dem Acker unseres Bewusstseins fließen kann und schließlich zum Ausdruck kommt, was wir immer schon sind: Vollkommenheit. Sie zu erkennen ist unser Geburtsrecht."[11]

Um deinen Yogaweg kompromisslos und mit ganzem Herzen zu gehen, brauchst du diese Sehnsucht als Triebfeder. Yoga bietet dir Methoden, um immer tiefer und unmittelbarer in dein Dasein eintauchen zu können und gleichzeitig ist Yoga ein Prozess, in dem du Antworten auf deine Präsens in dieser Welt bekommen und diese Erkenntnis in dein Leben integrieren kannst.

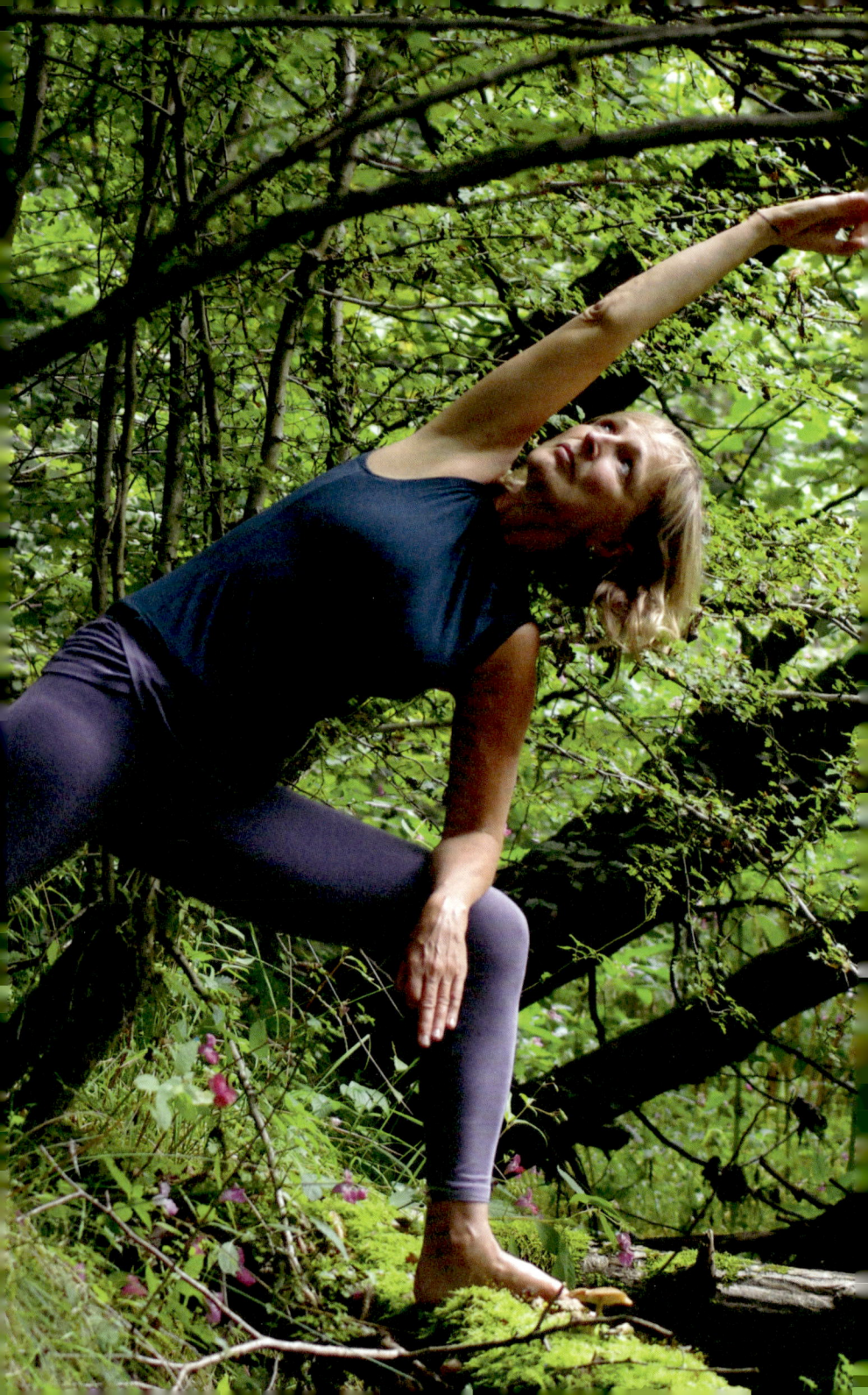

2. Niyama: Erkenne, was gut für dein Leben ist und setzte es in die Tat um

Wenn wir uns die üblichen Übersetzungen für Niyama, nämlich Zurückhaltung, Bändigung, ethische Regeln, Gebote und Einschränkungen auf der Zunge zergehen lassen, kommt nicht wirklich Lebensfreude auf. Wer lebt sein Leben schon gerne mit „angezogener Handbremse" und will sich von vorne herein einschränken müssen? Auch in Bezug auf Niyama benötigen wir hier ein tiefer gehendes Verständnis und die Ausrichtung auf ein ganz bodenständiges und natürliches Leben. Genauso, wie bei den Yamas, wäre es hier nicht hilfreich, die Niyamas als Moral zu verstehen. Erkenne stattdessen und verstehe vielmehr, die Sinnhaftigkeit der einzelnen Weisheiten für dein Leben bzw. wie sich diese Weisheiten auf ganz natürliche Art und Weise in deinem Leben entfalten. Dann lassen sich die Niyamas mühelos in dein Leben integrieren. Du musst sie dir nicht hinter die Ohren schreiben und du brauchst keinen Guru, der sie dir immer wieder aufs Neue vorhält. Vielmehr lebst du diese ganz natürlich, weil du erkannt hast, dass die Niyamas dein Leben bereichern, vielleicht sogar erst aus deinem Leben ein wahrlich lebenswertes machen.

Die Reinheit von Körper und Geist:

Shaucha

steht an erster Stelle. Diese Notwendigkeit wird uns eindringlich vor Augen geführt, wenn wir sehr kranke Tiere oder Menschen sehen. Sie haben nicht mehr die Kraft sich zu reinigen und der Verfall bzw. der oft nahende Tod ist regelrecht greifbar nahe. Wenn wir gesund sind und gesund bleiben wollen, haben wir ein natürliches Bedürfnis unseren Körper zu reinigen. Hier spielt auch der Präventivgedanke eine große Rolle. Wenn wir dafür sorgen, dass wir mit möglichst wenig Stoffen in Kontakt kommen, die uns schaden, braucht sich unser Körper erst gar nicht damit herumschlagen. Dies ist gerade in heutiger Zeit eine Herkulesaufgabe. Zuviel Schadstoffe sind bereits in die Umwelt gelangt und zu undurchsichtig ist, was wir mit unserer Ernährung, der Atemluft, in Form von Medikamenten oder Wohnraumgiften tagtäglich zu uns nehmen. Wie sehr dieser Cocktail uns tatsächlich krank machen kann, habe ich in meiner Praxistätigkeit als Heilpraktiker schon vielfach hautnah miterleben können. Nicht von ungefähr hat die Naturheilkunde als Erfahrungsheilkunde so viele Ausleitungsverfahren im Laufe der Zeit entwickelt, um genau das möglichst nebenwirkungsarm wieder los zu werden, was der Gesundheit schadet. Schlaue Yogis haben die Notwendigkeit von Ausleitungsverfahren bereits vor vielen Jahrhunderten erkannt, wenn gleich die Umweltproblematik zu dieser Zeit noch eine ganz andere Hausnummer war. Niedergeschrieben wurden die sogenannten Shatkarmas in der Hatha Yoga Pradipika. Auch der Weise Gheranda hat sich in seiner Gheranda Samhita sehr ausführlich damit beschäftigt. Shat heißt sechs und Karma meint Handlung. Es handelt sich dabei also um sechs verschiedene Ausleitungsverfahren.

Bei Dhauti geht es um die Reinigung des Verdauungstraktes. Basti ist die Ausleitung über den Darm mittels Einläufen. Die mittlerweile auch hierzulande sehr bekannte Nasendusche fällt unter Neti, die Reinigung von Nase und Kopfbereich. Trataka ist die Reinigung von Augen und Nervensystem. Durch Nauli wird dein Energiesystem gereinigt und aktiviert. Und zu guter Letzt führt Kapalabhati, eine Pranayama Übung, zu einer Reinigung der Lungen und zu einer Klärung des Schädels. [12]

Es geht bei Shaucha jedoch nicht nur um die körperliche, sondern, wie oben schon erwähnt auch um eine geistige Reinigung. So wirklich trennen lässt sich das eine vom anderen natürlich nicht. Und wenn du etwas für deinen Geist tust, dann tust du auch etwas für deinen Körper und umgekehrt. Willst du deinen Geist rein halten, dann wähle auch deinen geistige Input mit Bedacht und wähle deine Gesprächspartner oder das Fernsehprogramm dahingehend aus. Wahrscheinlich hast du auch schon die Erfahrung gemacht, dass ein Spaziergang durch den Wald dem Gemüt wesentlich zuträglicher ist, als der Aufenthalt und die mehr oder weniger sinnstiftende Tätigkeit in geschlossenen Räumen. Wir sind als natürliche Wesen darauf angewiesen, dass wir frische Luft atmen können, dass wir uns hin und wieder tatsächlich mit dem Boden, der uns trägt, erden, dass wir uns mit frischen Wasser reinigen können und dass wir das Feuer des Lebens über die Strahlen der Sonne mit Haut und Haar aufnehmen können.

Das zweite Niyama:

Santosha,

Zufriedenheit, kann man nicht einfach machen, wie die gerade beschriebenen Verfahren, Körper und Geist zu reinigen. Es ist eher eine Haltung dem Leben gegenüber, die es zu kultivieren gilt.

„Zufriedenheit ist Wachheit für alles was da ist (...)", sagt Osho.[13] Es ist also auf den ersten Blick nichts Spektakuläres und in unserer an Reiz überfluteten Welt kann das, was da ist, schnell übersehen werden. Genau genommen ist es überhaupt nicht hilfreich, das, was da ist, also die Wirklichkeit, in spektakulär und unspektakulär, in gut und schlecht einzuteilen. Zu groß ist die Gefahr, alles in langweilig einzustufen, weil das Computerspiel oder der Fernsehkrimi vordergründig schneller „kickt" und uns lediglich die Illusion gibt, am Leben teil zu haben. Ich würde sogar soweit gehen, zu sagen, dass die Rück-Verbindung zu unserer Natürlichkeit essentiell ist, wenn wir nicht irgendwann selbst eher als Robotor, denn als menschliche

Wesen durch diese Welt wandeln wollen. Der Schlüssel zu deiner Zufriedenheit ist also deine Wachheit und natürlich dein Bewusstsein. Wenn du nach langer Zeit zum ersten Mal wieder durch den Wald gehst, brauchst du dich nicht wundern, wenn du von dem Zauber der Natürlichkeit erst mal nichts wahr nimmst. Es lohnt sich in diesem Fall der zweite und der dritte Blick, genauso, wie der feine Blick und dein stilles Gewahrsein. Mindestens genauso viel Zeit, wie in geschlossenen Räumen, solltest du in der Natur verbringen. Dann stellt sich dieses Gefühl von Zufriedenheit von ganz alleine ein. Du wirst im Laufe der Zeit immer achtsamer werden und gar nicht mehr das Bedürfnis haben, dein Glück und deine gute Laune konservieren zu wollen. Du kannst ja immer wieder aufs Neue den Gang in den Wald antreten, immer mehr entdecken und voll bewusst und staunend vor diesem Wunder der Natur stehen. Das gilt zumindest dann, wenn wir es als Menschheit schaffen unser Herz nicht ganz zu verschließen und den Artenreichtum von Mutter Natur bewahren. Das Glühen, das was dich erwärmt, das ist ...

Tapas,

das dritte Niyama. Es ist also etwas, was dich begeistert, was dir Leidenschaft macht. Das kannst du in deinem energetischen Herzen spüren. Im herkömmlichen Sinne wird Tapas als Disziplin übersetzt und meint, dass du speziell deine Yogapraxis mit viel Hingabe und Enthusiasmus ausführst und hin und wieder an deine Grenzen gehst. Wenn du deine Yogaübungen per se mit Leidenschaft machst, dann ist so gesehen alles gut. Wenn du dich allerdings immer wieder aufs Neue zwingen musst, zum Yogakurs zu gehen und du dich viel lieber deinem Modellbau oder deiner Handarbeit widmen würdest, dann kann dich Yoga jetzt gerade nicht zum Erglühen bringen. Es ist wichtig, dass du erkennst, was du willst, was dich glücklich und zufrieden macht, wo also deine Leidenschaft liegt. Wenn dein Yoga dies bisher nicht vermag, dann wäre es vielleicht hilfreich, entweder den Yogalehrer zu wechseln oder stattdessen erst mal einen Handarbeitskurs zu besuchen. Wenn du etwas mit der entsprechenden Leidenschaft machst, wirst du nicht nur erfolgreich sein, sondern auch zufrieden sein. Du siehst schon an diesem Beispiel, wie die Niyamas miteinander in Beziehung stehen.

Svadhyha,

die Erforschung des Selbst kommt an nächster Stelle. Wer bist du? Wo kommst du her? Ist dein Selbst mit allem Lebendigen verbunden oder getrennt? Steckt in dir genügend Abenteuerlust, genügend Leidenschaft, also eine gehörige Prise Tapas, um Antworten auf diese Fragen zu finden? Wenn ja, dann ist der Yogaweg für dich der Richtige. Viele von uns haben es irgendwann aufgegeben, die relevanten Fragen in Bezug auf das Leben zu stellen. Zu groß war die Enttäuschung, als Schule, Priester, Gesellschaft und Eltern unseren Wissensdurst nicht stillen konnten. Im Yoga nun nimmst du dich möglichst fein wahr und kommst dir selbst allmählich immer näher. Es liegt auf der Hand, dass damit eine Selbsterforschung ganz natürlich einher geht. Kannst du dich spüren? Beobachte! Sei ein stiller Zeuge dessen, was in der Yogahaltung mit dir passiert! Dies sind nur einige Beispiele, wie ein Yogalehrer seine Schüler in die Präsens führt. Deine Präsens, dein Selbst, das bist du!
Nun weißt du vielleicht immer noch nicht, wo du her kommst? Die Hinwendung zu der Quelle aus, der wir alle kommen, ist …

Ishvara-Pranidhana.

Dies ist das letzte der fünf Niyamas. Ishvara, das Göttliche, ist die Quelle, aus der alles entspringt. Dieses Niyama befindet sich also in enger Verwandtschaft mit dem vierten Yama, Brahmacharya. Mit der Beschäftigung von Brahmacharya haben wir uns schon Gedanken gemacht, wer oder was Gott ist und wie es sich im Einklang mit der Quelle leben lässt. Sich an die Quelle hinzugeben geht noch einen Schritt weiter. Auch hier solltest du erst einmal prüfen, wie es um deine innere Motivation, dein Glühen, bestellt ist. Versuche dich also nicht, zu irgendwas hinzugeben, wozu du gar keinen wirklichen Bezug hast. Was da so alles schief laufen kann, können wir mannigfaltig in den verschiedenen Weltreligionen beobachten. Im herkömmlichen Sinne verstehen die meisten Yogaschulen unter Ishvara-Pranidhana eine Form von Karma Yoga. Karma meint dein Tun, deine Handlungen und dass diese entsprechende Auswirkungen auf das Leben haben. In einer Art Ehrenamt verrichten Yogis Arbeiten zum Wohle der Gemeinschaft, ohne einen Lohn oder einen anders gearteten Dank einzufordern. Auch hier wird mancherorts Missbrauch betrieben, wenn yogische Gemeinschaften ihre Alltagsarbeiten unentgeltlich und ganz selbstverständlich unter dem Deckmantel von Karma Yoga verrichten lassen. Nichts gegen ehrenamtliche Tätigkeiten zum Wohle Aller, aber auch dabei muss jeder selber ehrlich für sich beantworten, ob dies ein Gottesdienst ist. Ich verstehe unter Hinwendung zur Quelle eine konsequente Weiterführung der Beobachtung des Selbst. Wenn du dich selbst erkennst, dann erkennst du auch das Göttliche. Nimmst du dich immer feiner wahr und lernst dich dabei immer näher kennen, dann willst du auch mehr über deine Herkunft, also deine Quelle, erfahren.

Der Weg zur Quelle ist ein Fluss

Unser Ritualplatz, Gaias Garten, ist gesäumt von einem Bach. An warmen Sommertagen tanzen phosphoreszierend blaue Libellen über dem langsam dahin fliesenden Wasser. Wassersucherbienen fliegen aufgeregt am Kies des Bachufers entlang. Dass der Bachlauf Eisvögel beherbergt, kann ich meistens nur an dem schrillen Schrei hören. Sehr schnell fliegt der Eisvogel, allzu oft mit meinen Augen kaum wahrnehmbar, über unsere Wiese. Sanft wiegen sich zahlreiche Baumarten im Wind. Die Wassererlen biegen sich sogar teilweise besonders tief über den Bach. Sie haben sicherlich ein weites, tief in die saftige Erde reichendes Wurzelwerk, das ihnen diesen Halt gibt und gleichzeitig essentielle Nährstoffe und Wasser bis in die hohe Baumkrone transportiert. Wenn sich die Sonne auf der Wasseroberfläche spiegelt, dann taucht sie entweder ihre Umgebung in ein gleißendes Licht, oder es entsteht dieses Glitzern und Funkeln auf die Oberfläche. Ob die zahlreichen Tiere und Pflanzen um mich herum das wohl genauso sehen können? Vielleicht tun sie es, vielleicht haben sie aber auch keine Worte, in denen sie das was sie wahrnehmen zum Ausdruck bringen. Oder ist das Lied, das die Amsel gerade jetzt in diesem Moment anstimmt, Ausdruck eben jener Wahrnehmung? Sicherlich ist es Ausdruck ihrer Lebensfreude, anders kann es gar nicht sein. Die Fische stellen sich wahrscheinlich nicht die Frage, ob sie noch eins sind mit der Natur? Sie bewegen sich in ihrem natürlichen Element. Der Bach ist im Fluss, das Leben der Fische ist im Fluss.

Kannst du, wenn du einmal inne hältst und in deinen Körper hinein spürst, das Fließen in deinem Körper wahrnehmen? Es ist so ein feines Empfinden von einem Fließen, einem Strömen oder auch „Britzeln" in deinem ganzen Körper. Vielleicht fällt es dir etwas schwer, dann komm mit deiner Aufmerksamkeit einmal hin zu deinen Handinnenflächen, deinen Wangen und Lippen. Dort ist es manchmal etwas leichter zu fühlen. Und von dort weite deine Wahrnehmung aus, auf deinen ganzen Körper. Wo genau befindet sich dieses Fließen? Wo beginnt es, und wo endet es? Endet dieses Fließen mit deiner Hautoberfläche? Oder fließt es auch um deinen Körper herum? Ist es innerhalb, oder außerhalb von dir? Machst du dieses Fließen? Oder bist du gar in diesem Fluss? Ist das Fließen in deinem Körper oder dein Körper in diesem Fließen? Den „Fluss des Lebens" in deinem Körper zu spüren ist ein wichtiges Anzeichen dafür, dass du anwesend bist. Wenn dich deine Gedanken etwa an einen „anderen Ort" ziehen, bist du nicht wirklich anwesend, dann kannst du dieses Fließen nicht wahrnehmen. Manche beschreiben diese Körperwahrnehmung auch als Kribbeln, als Vibrieren, als ein feines Pulsieren, oder als ob ein Schauer durch sie hindurch geht. Wie du es nennst, ist egal. Worte zu benutzen, um eine Sache dinglich zu machen, ist in diesem Fall nicht entscheidend. Es geht um deine Körpererfahrung. Und die ist sehr unmittelbar, nicht kompliziert und nichts, was es zu erlangen gilt. Die Pionierin der Tiefenökologie, Dolores LaChapelle beschreibt es als unseren ganz natürlichen Zustand, als unseren „Normalzustand", in diesem Fließen zu sein: „In bestimmten traditionellen Kulturen besteht dieser Zustand des Fließens mit „den Kräften" den größten Teil der Zeit. Das tägliche Leben findet in diesem Fluß statt. Hin und wieder muss ein Volk diesen „Fluß" des Heiligen verlassen, um „(…) eine bestimmte Aufgabe zu verrichten – eine Aufgabe, die im Wesentlichen einen vereinten Gebrauch des „rationalen" Bewusstseins verlangt."[14] Sie beschreibt dieses rationale Bewusstsein für diese Kulturen also eher als Ausnahmezustand, während wir in unserer Kultur heute so konditioniert sind, in stetiger Abfolge der ein oder anderen Aufgabe hinterher zu jagen und unseren Körper überhaupt nicht mehr spüren. Wenn wir dann in dieses Fließen eintauchen, was gleichbedeutend damit ist, in der Wirklichkeit zu sein, erleben wir dies nun eher als Ausnahmezustand, obwohl es uns zutiefst vertraut sein sollte. Es ist der natürliche Zustand des Kindes, das noch nicht gewaltsam da herausgerissen und zu einer Überbetonung der linken Hirnhemisphäre konditioniert wurde.

Es gibt natürlich auch die Möglichkeit, dass du dir dieses Fließen ausdenkst. Denn aufgrund verschiedener Konditionierungen fällt es dir vielleicht schwer, unmittelbar über deine Sinne wahrzunehmen. Dein Verstand sucht in deinem Gehirn nach Erfahrungen, die er schon mal gemacht hat, oder nach Meinungen, die er von der Gesellschaft übernommen hat, wie sich beispielsweise dies oder jenes anzufühlen hat. In diesem Fall bist du unbewusst und von der unmittelbaren Erfahrung der Realität, also der Wirklichkeit abgeschnitten. Das ist kein Drama – merke nur, dass dies geschieht. Das zu Bemerken ist bereits der erste und entscheidende Schritt in die Bewusstheit. Kannst du dich davon lösen, dies nun gleich verändern zu wollen? Kannst du dich von der Idee lösen, dass es etwas zu erreichen gibt? Das ist wichtig, denn das Fließen kannst du nicht machen, du kannst es nur – frei von Druck – wahrnehmen.

Wirklichkeit ist das, was wir mit unseren Sinnen wahrnehmen können, was also Sinn ergibt. Wenn wir Nachdenken und zum Ausdruck bringen, was wir gedacht haben, dann drücken wir in erster Linie aus, was uns unsere Gesellschaft, in der wir leben, als Meinungen und Wahrheiten eingeimpft hat. Wir wähnen in diesen Dingen einen Sinn, man könnte also eher von Wahnsinn oder bestenfalls von Fantasie sprechen, wenn wir diesen Ausdruck unserer Meinung gemachten angeblichen Wahrheit für real halten. Auch die Worte, mit denen wir uns hier gemeinsam wieder anzunähern versuchen, entstammen einem gewissen gesellschaftlichen Diskurs. Versuche einmal, diese nicht mit den gewohnten Kategorien von „richtig" und „falsch" zu bewerten, weder „dafür", noch „dagegen", sondern fühlend anwesend zu sein. Erzeugen diese Worte einen Druck, eine Enge in dir? Machen sie dich traurig oder wütend? Fühlst du dich missverstanden, „ertappt" oder gesehen? Ist da so etwas wie eine freudige Ahnung? Eine Lust? Eine Weite? Wo in deinem Körper fühlst du das?

Unser Körper ist uns das „große Tor", in die Welt des Yoga einzutauchen. Yoga ist „der Gang zur Quelle". Möchtest du den Gang zu deiner Quelle antreten? Spürst du jetzt das Fließen in dir, und kannst du wahrnehmen, dass dieses Fließen keinen Anfang und kein Ende hat? Kannst du vielleicht schon erahnen, dass die Praxis des Yoga darin besteht, immer tiefer in diesen Fluss einzutauchen, um dich deiner Quelle näher zu bringen, ja tatsächlich dir selbst, deinem innersten Sein näher zu kommen? Yoga lehrt dich, dich wieder Eins zu fühlen und dir jener Quelle gewahr zu sein, aus der wir alle gekommen sind und auch nach unserem physischen Tod wohl wieder gehen werden. Yoga ermöglicht dir, wieder zu erkennen, wer du bist, deine wahre Natur zu erkennen. Doch all diese Worte, die ich hier forme, sind im Grunde sinnlos, eine hübsche esoterische Theorie, wenn du dies nicht fühlen kannst. Sie können lediglich auf etwas hinweisen, was mit Worten nur unzulänglich beschrieben werden kann. Dennoch stelle ich hier optimistisch die Hypothese auf, dass wir alle diese Erfahrung des „Einsseins" in der ein oder anderen Form schon gemacht haben. Kannst du diese Verbindung spüren, dann drückst du dies in einer Haltung aus. Dein Körper lügt nicht, heißt es in der Kinesiologie. Tatsächlich können wir uns gar nicht wirklich verstecken, oder so tun als ob. Dein ganzer Körper, deine Haltung und deine Aufrichtung ist Spiegel deines Gemüts, deiner Launen und deiner Befindlichkeit.

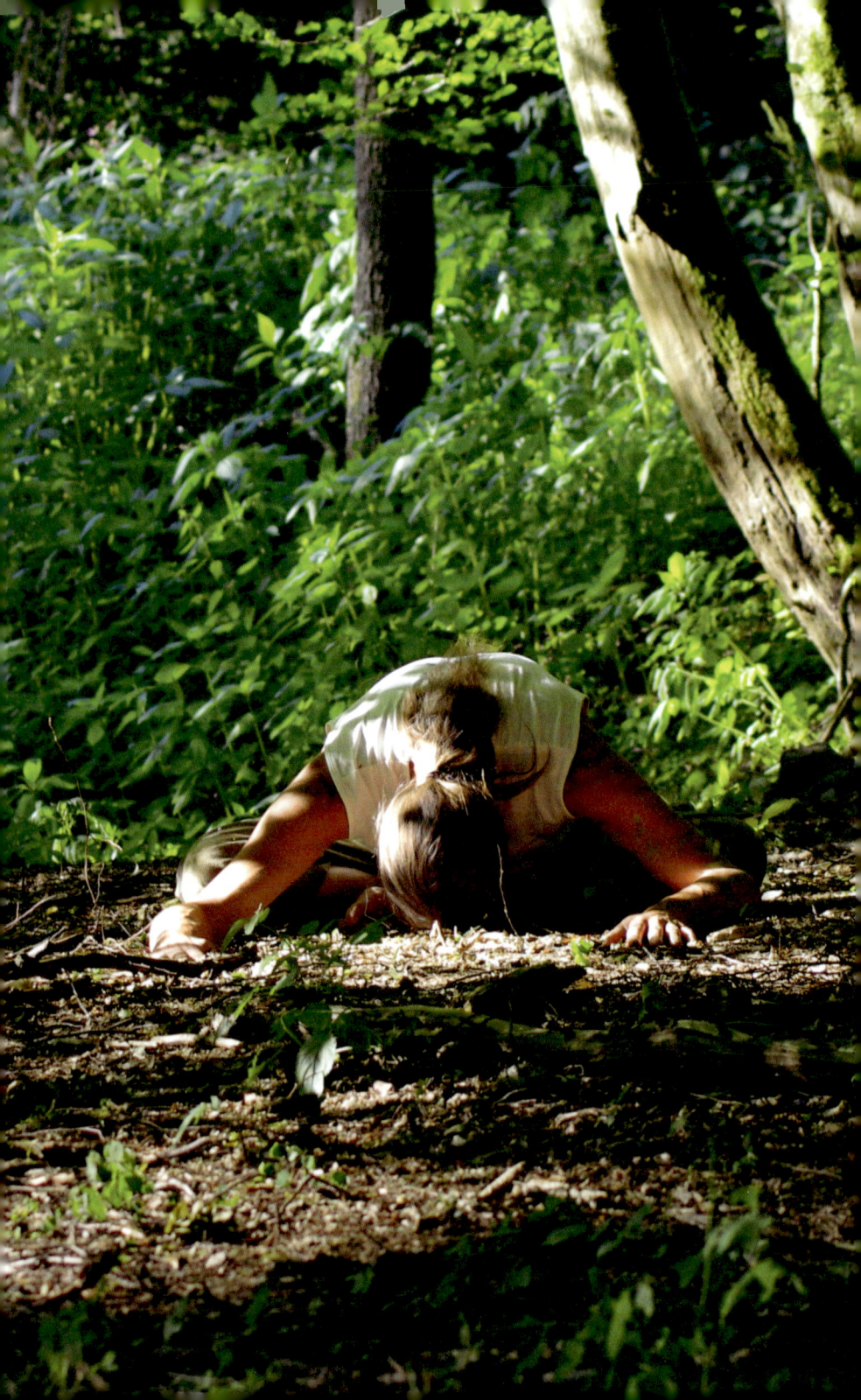

3. Asana: Im Körper sein

Welche Haltung nimmst du dem Leben gegenüber ein? Welche Haltung drückst du aus, wenn es dir mal nicht gut geht? Mit welcher Haltung bewegst du dich in der freien Natur? All dies sind spannende Fragen, die du dir in Bezug auf das Thema Asana einmal stellen solltest. Was sagt Patanjali zum Thema Asanas? Erst mal wird es dich erstaunen, dass dies nur wenige Sätze sind, wo doch Körperhaltungen im durchschnittlichen Yogaunterricht eine so dominante Rolle spielen. Im Yoga Sutra heißt es, dass

… eine Asana still und fein und ohne Anstrengung ausgeführt werden sollte. (2.46)

Du benötigst also erst mal eine gewisse Ausrichtung auf das Stille und Feine. Das ist erst dann möglich, wenn dein Gedankenfluss weitestgehend zur Ruhe gekommen ist und du deinen Körper wahrnimmst. Wenn du das Fließen in deinem Körper wahrnehmen kannst, dann weißt du, dass du an einen Punkt gekommen bist, an dem du dir bewusst bist. Du interessierst dich infolge dessen mehr für die Ausrichtung auf die Stille und lässt dich nicht gleich aus der Ruhe bringen, wenn doch unvorhergesehen ein mehr oder weniger lautes Geräusch deine Yogapraxis zu stören droht. Nun gilt es die Haltung mit möglichst wenig Anstrengung auszuführen. Je nach Asana gelingt dir dies vielleicht nicht einmal für wenige Sekunden. Dann solltest du deine Auswahl an Übungen hinterfragen und lieber Haltungen auswählen, die du leichter ausführen kannst. Im Idealfall geht es bei jeder Körperhaltung stets darum, Spannungen und Spannungsmuster in deinem Körper zu lösen. Gehst du dagegen mit Verbissenheit und Anstrengung in eine Haltung, sorgst du dafür, dass es in deinem Körper zu weiteren Verspannungen kommen kann.

Weiter führt Patanjali aus, dass es in einer Asana

… zur Aufhebung von Gegensätzlichkeiten, wie Hypertonus bzw. Hypotonus kommt. (2.48)

Deine Muskeln sind weder schlaff noch über erregt. Jede deiner Haltungen drückt so eine gewisse Intensität aus. Dein Körper ist eine harmonische Balance zwischen Festigkeit und Flexibilität. Du ruhst in dir selbst, bist aber stets hell wach.

Weißt du was Ha-tha Yoga bedeutet? Ha ist die Sonne, der männliche Aspekt und Tha der Mond, die weibliche Seite. Wenn du Hatha Yoga übst, dann befindest du dich in einem Spannungsfeld von männlicher und weiblicher Energie. Du benötigst sowohl männliche Kraft, Stärke und Intensität, als auch weibliche Hingabe und Gefühlsqualität. Es ist also nicht egal, wie du in eine Asana gehst und wie du dich in einer fühlst.

Die Vollkommenheit des Körpers zeigt sich in seiner Schönheit und Anmut, seiner Stärke, Kraft und ganzen Präsenz. (3.46)

Idealerweise drückst du in einer Asana in der ganzen Zeit etwas Edles und Intensives aus. Dann kann sich diese Kraft und diese Anmut frei in dir entfalten. Du spürst es dann von ganz alleine: dein ganzer Ausdruck ist mit Schönheit gesegnet.

Im Idealfall solltest du niemals an den Punkt kommen, wo du nicht „mehr kannst". Wechsele deshalb lieber herausfordernde Haltungen mit einfachen oder entspannenden ab. Genauso wichtig ist die Länge, in der du in einer Haltung bleibst. Mit zunehmender Praxiserfahrung, wirst du merken, dass es sich lohnt, immer öfter tiefer in eine Haltung einzutauchen. Erst dann wird sich dir die Qualität einer Übung erst richtig offenbaren. Wie lange das jeweils sein sollte, entscheidest du selbstverständlich trotzdem nach Gespür. Und natürlich gibt es für jeden Yogi herausfordernde Übungen und andere wiederum, wo man gefühlt grenzenlos lange darin verweilen kann. Inzwischen sind ja Yogastile populär, die im sogenannten „Flow" sehr schnell von der einen zur anderen Haltung wechseln. Die Abfolgen sind oft sehr ästhetisch und die schnellen Haltungswechsel haben dann in erster Linie aus Fitnessgründen ihre Berechtigung. Wenn du in diesem „Flow" dem Fließen in deinem Körper weiterhin gewahr sein kannst und die Haltungen noch still und fein, bzw. ohne Anstrengung möglich sind, ist im Sinne Patanjali das zweifelsfrei Yoga. Versuche Patanjalis Worte einfach im Hinterkopf zu behalten, wenn du Asanas, egal aus welcher Tradition und Schule stammend, zukünftig übst.

Das Üben von Asanas im Wald bzw. in der Natur

Leider ist es hierzulande noch keine Routine, bzw. Gewohnheit, dass Menschen Körperübungen, wie Yoga, in der Öffentlichkeit praktizieren. Ein Mensch, der an dir vorbei joggt ist keine Attraktion mehr. Ein Yogi, der seine Asanas oder seine Meditation auf der Wiese übt, wird sicher einige Blicke auf sich ziehen. Niemand möchte gerne, wie ein Tier im Zoo beobachtet und anhand seiner Aktivitäten im Freien beurteilt werden. Dann ist es schlichtweg nicht mehr möglich, die Haltungen mit der entsprechenden Präsenz auszuführen, zu sehr wird sich das Gedankenkarussell in deinem Kopf drehen. Wähle also Ort und Zeit mit Bedacht. Es empfiehlt sich sowieso, erst einmal den Wald, die Natur, zu erforschen und für dich wieder zu entdecken. Beginne nicht sofort damit Körperübungen zu machen, sondern lass dich viel lieber treiben. Deine „erste Yogastunde" im Wald ist vielleicht eher ein Lustwandeln und herum Stromern. Du solltest dich sicher fühlen an dem Ort, an dem du dein Yoga übst. Es muss nicht zwingend ein Platz sein, an dem ganz bestimmt kein Spaziergänger vorbei kommt. Entscheidend ist da eher wieder deine Einstellung, dass du nicht das Gefühl hast, etwas „Verbotenes" zu tun oder bei etwas ertappt zu werden. Dann kann ein Zaungast, oder ein Tier, was dich besucht, Teil deiner Yogaerfahrung im Eintauchen in die Natur sein. Idealerweise übst du öfter am gleichen Ort, das gibt dir ein gewisses Vertrauen in das, was du dort tust. Vielleicht gibt es dort einen besonders kraftvollen Baum, an dem du dich anlehnen kannst und erst einmal ankommen kannst. Lass dir Zeit. Kultiviere dein Yoga vielmehr als Lebenseinstellung und beginne dann mit den verschiedenen Körperhaltungen zu experimentieren. Hier nun einige Asanas, die sich besonders gut in der Natur üben lassen.

Im Körper sein

Im Wald-Yoga ist es elementar, wenn du dich und deinen Körper spüren kannst und anwesend bist. Wenn du glaubst, das wäre ganz „einfach", dann musst du dich nur unter Deinesgleichen umsehen, denn so gut wie niemand ist mehr darin geübt: Ein jeder ist fortlaufend mit irgendetwas beschäftigt, vornehmlich mit seinem Smartphone und der Müßiggang, der eine gewisse Spielart der Bewusstheit des Seins ist, ist ziemlich aus der Mode gekommen.

Genau das versuche einmal allein in einer natürlichen Umgebung zu praktizieren: Müßiggang, die Seele baumeln lassen oder ein Gang durch den Wald ohne Ziel, Sinn und Zweck. Sei dabei im Versuch dich und deinen Körper zu spüren und zu fühlen. Wenn es dir im Gehen schwer fällt, nimm zwischendurch Platz, richte dich auf das Fließen in deinem Körper aus und betrachte die umgebende Natur einmal vollkommen unvoreingenommen, ohne Etikett und ohne Bewertung. Lass dir Zeit. Sei ganz aufmerksam, für alles, was geschieht. Nimm deinen Körper ganz still und fein wahr und bemerke, wie sich die Gegensätze von Übererregung (Hypertonus) und Schlaffheit (Hypotonus) von ganz alleine im Müßiggang auflösen. Wenn du bemerkst, wie dich der Sog deiner Gedanken von der Erfahrung des Augenblicks abzieht: Lächle still in dich hinein, lass die

Gedanken einfach, wie die Wolken am Himmel weiter ziehen und schlendere weiter fühlend und möglichst präsent durch den Wald. Praktiziere diese Asana so lange und so oft, wie du magst.

Shavasana: Die Totenstellung

Die Namensgebung der Haltung ist recht irreführend, denn eigentlich fühlst du dich darin sehr lebendig. Im Hatha Yoga dient diese Haltung als Entspannungsübung und wird vielfach zwischen den anderen Asanas als Haltung zum Entspannen und Nachspüren genutzt. Suche dir einen schönen, friedlichen Platz in der Natur. Leg dich auf den Rücken. Arme und Beine sind leicht vom Körper gespreizt. Die Handflächen zeigen nach oben. Dein Mund und deine Augen sind sanft geschlossen. Das Kinn ist leicht Richtung Brustbein gezogen, damit dein Nacken gerade und entspannt auf dem Boden aufliegen kann.

Spüre nun die Bereiche deines Körpers, mit denen du in Kontakt mit der Erde, die dich trägt, bist. Lass dich sinken, lass los. Spüre das Fließen in deinem Körper. Nimm gleichzeitig das pulsierende Leben um dich herum war. Bleib wach und aufmerksam. Shavasana ist keine Übung zum Einschlafen und Wegdümpeln. Versuche deine Präsenz mit dem pulsierenden Leben um dich herum zu spüren und zu fühlen. Kannst du in Resonanz mit den Stimmen des Waldes gehen?

Siddhasana: Die Meditationshaltung

Wähle einen schönen Platz in der Natur. Setze dich mit ausgestreckten Beinen und möglichst aufgerichteten Oberkörper. Beuge dann das rechte Bein, ziehe es möglichst nah zu dir ran und lege die Fußsohle an den linken Oberschenkel. Wenn du sehr beweglich bist, befindet sich die Ferse am Damm. Winkle nun das andere Bein an und lege den Fuß oben auf den rechten Oberschenkel. Wenn du nicht ganz so beweglich bist, dann lege das Bein vor dem anderen auf die Erde. Versuche nun deine Knie sinken zu lassen und gleichzeitig den Oberkörper aufzurichten. Dein Becken kippt dabei leicht nach vorn. Wenn es dir noch an Beweglichkeit in deiner Hüfte mangelt, kannst du ein Kissen unter deinem Po schieben. Die Knie sollten entweder auf gleicher Höhe oder tiefer (wenn du ein Kissen unter dem Po benutzt) als das Becken sein. Evtl. kannst du auch noch jeweils unter deine Knie ein Kissen platzieren.

Die Hände kannst du entweder in den Schoß legen, oder auf deine Knie (vielleicht auch mit einem dir bekannten Mudra).

Die Haltung sollte, wie jede andere Asana auch, still und fein und möglichst ohne Anstrengung ausgeführt werden. Wenn das der Fall ist, schließe deine Augen und spüre deine Präsenz.

Um meditieren zu können, ist eine Haltung, die du für längere Zeit ohne Anstrengung einnehmen kannst, von großer Bedeutung. Falls es dir noch an Beweglichkeit in deiner Hüfte mangelt, übe andere Asanas, um deine Beweglichkeit im Laufe der Zeit verbessern zu können. Selbstverständlich kannst du auch in anderen Haltungen meditieren, wie z. B. in Shavasana. Siehe hierzu auch das Kapitel über Meditation.

Saithaly Asana: Die Entspannungshaltung der Tiere

Vielleicht hast du schon mal beobachtet, in welche Haltung sich unsere vierbeinigen Freunde begeben, wenn sie sich entspannen wollen? Diese Asana ist darin angelehnt.

Komme in den Langsitz mit nach vorn ausgestreckten Beinen. Richte deinen Oberkörper auf. Beuge dann ein Bein und ziehe dessen Fußsohle bis an die Innenseite des anderen Oberschenkels. Beuge dann das andere Bein und ziehe den Fuß bis zu deinen Pobacken hinter dir. Atme ein und strecke deine Arme nach oben. Atme aus und beuge dich nach vorn, bis du mit dem Brustkorb deinen Oberschenkel erreichst. Versuche mit der Stirn den Boden zu berühren. Lege deine Arme entspannt auf der Erde ab. Atme weiter entspannt. Lass dich sinken. Nun bist du ein Tier des Waldes, das sich vollkommen auf die Entspannung einlässt. Gib dir genügend Zeit die Qualität der Asana mit deinem Körper zu fühlen. Um aus der Haltung zu kommen, atme ein und hebe deinen Oberkörper und die gestreckten Arme. Atme aus und lass die Arme zum Boden sinken.

Übe die Haltung nun mit vertauschten Beinen.

Shashankasana: Die Verbeugung vor dem Mond

Setze dich in den Fersensitz. Spüre und fühle deinen Körper. Atme ein und strecke beide Arme zum Himmel hin aus. Mach dich lang. Atme aus und beuge dich nach vorn. Die Arme bleiben nach vorn ausgestreckt. Leg die Hände und die Stirn auf den Boden. Lass dich in die Mutter Erde hinein sinken. Die Asana kultiviert den weiblichen Aspekt der Hingabe. Lass los und fühle die Geborgenheit, die dir die Haltung gibt. Atme weiter entspannt. Mit jeder Ausatmung hast du eine neue Chance dich weiter sinken zu lassen. Entscheide selbst, wann es Zeit ist, wieder aufzutauchen. Einatmend richtest du den Oberkörper wieder auf. Spüre eine Weile mit geschlossenen Augen im Fersensitz nach.

Marjari Asana: Die Wildkatze

Wusstest du, dass unser liebstes Haustier aus dem Wald kommt? Inzwischen gibt es in Deutschland wieder einige Wildkatzen. Sie sind jedoch sehr scheu und normalerweise bekommen wir sie nicht zu Gesicht, wenn wir durch die Wälder wandern.

Komm in den Vierfüßler-Stand. Richte deine Arme gerade und schulterbreit aus. Richte deine Beine gerade und hüftbreit aus. Spüre einen Moment in diese Haltung. Atme aus, bringe das Kinn nah an dein Brustbein und mache dabei einen Katzenbuckel. Lass den Atem versiegen und beuge beide Arme, so dass sich du mit dem Oberkörper nach unten abtauchst. Mit dem Einatmen tauchst wie in einer Wellenbewegung nach oben auf, streckst die Arme, bringst den Kopf in den Nacken und machst ein Hohlkreuz. Nun beginnt der Bewegungsablauf von Neuem. Entscheide selbst in deinem Atemrhythmus, ob du die Bewegungen eher meditativer, oder dynamischer ausführst. Halte zu keinem Zeitpunkt mit der Bewegung inne. Deine Wellenbewegung sollte, wie aus einem Guss sein. Versuche deine gesamte Wirbelsäule möglichst geschmeidig zu bewegen. Um die Übung zu beenden, atme ein, komm nach oben und spüre mit geschlossenen Augen im Vierfüßler-Stand oder Fersensitz nach.

Anahatasana: Die Pantherdehnung

Komme in den Vierfüßler-Stand. Richte deine Beine und Arme wieder gerade, also hüftbreit, bzw. schulterbreit aus. Atme aus und ohne den Po nach vorne oder hinten zu bewegen, krabbel mit den Fingern nach vorn. Halte die Arme die ganze Zeit gestreckt und lass mit einer entspannten Ausatmung deinen Brustkorb nach unten sinken. Bringe je nachdem, wie weit du kommst, entweder deine Stirn oder dein Kinn auf die Erde. Diese Übung ist auch eine Herzöffnung. Spüre mit deinem Herzen die Verbindung zu Mutter Erde und lass dein Herz im Gleichklang mit dem Leben unter dir schlagen. Atme weiter entspannt und gleichmäßig. Lass dich sinken und versuche nicht gegen die Dehnung anzukämpfen. Wenn es Zeit ist aus der Haltung wieder aufzutauchen, atme ein, krabbel mit den Fingern zurück und richte dich wieder auf. Schließe deine Augen und spüre im Vierfüßler-Stand oder Fersensitz nach.

Adho Mukha Svanasana:
Der nach unten schauende Wolf

Richte dich im Vierfüßlerstand gerade aus. Spreize deine Finger für einen besseren Halt. Hebe mit einer Einatmung dein Becken nach oben. Strecke deine Beine und drücke dich mit beiden Armen ganz nach oben, so dass du mit deinem Körper ein umgekehrtes V bildest. Du kannst auch noch abwechselnd ein Bein leicht anbeugen und das andere strecken, um dich ganz in die Haltung einzurichten. Sei im Versuch deine Fersen in Richtung Boden zu senken. Nun atme entspannt weiter. Spüre die Dehnung und die Intensität dieser Haltung. Der Wolf ist ein sehr kraftvolles Tier. Seit Urzeiten ist seine Heimat der Wald. Hier ist er zuhause. Wenn es Zeit ist, atme aus und lass deine Knie wieder zum Boden sinken, um aus der Asana zu kommen. Entspanne anschließend in einer Haltung deiner Wahl.

Urdhva Mukha Svanasana:
Der sich auf den Mond ausrichtende Wolf

Übe die Haltung am besten aus dem herabschauenden Wolf heraus. Mit einer Ausatmung lass dich von dort nach unten sinken, ohne die Arme zu beugen. Öffne deinen Brustkorb und bringe deinen Kopf sanft in den Nacken. Wenn du ganz mit deiner Hüfte auf der Erde angekommen bist, strecke deine Zehen nach hinten aus. Lass dich mit deiner Hüfte immer mehr in den Boden sinken und atme weiter entspannt ein und aus. Die Haltung ähnelt stark einem Wolf, der sich heulend auf den Mond ausrichtet. Spüre wieder deine Kraft und lass dich gleichzeitig auf auf die weibliche fühlsame Mondenergie ein.
Um aus der Haltung zu kommen, atme ein und bewege deine Hüfte wieder nach oben. Spüre im Vierfüßler-Stand oder im Fersensitz nach.

Virabhadrasana: Der Krieger des Waldes

Stelle dich aufrecht und gerade. Spüre die Erde unter deinen Füssen und nimm die tiefe Verbindung zu Mutter Natur wahr. Der Krieger, die Kriegerin des Waldes bist du! Der Krieger ist gleichzeitig der Hüter des Waldes.

Mache nun einen großen Ausfallschritt mit einem Bein nach vorn. Das vordere Bein ist nun je nach der Größe deines Ausfallschrittes mehr oder weniger gebeugt. Das hintere Bein ist gestreckt und dein hinterer Fuß hat sich wahrscheinlich schon von alleine leicht nach vorne hin ausgerichtet. Nun hebe beide Arme bis sie parallel zum Boden sind. Richte deinen Blick fokussiert auf die Fingerspitzen deiner vorderen Hand. Achte in deiner Aufrichtung auf die Körperspannung in deinen Armen. In deiner Haltung sind Kraft, Energie und Ausdruck. Als Hüter des Waldes nimmst du diese Schönheit und diesen Stolz in deiner Präsenz wahr. Dies richtet dich noch weiter auf, macht dich wahrhaftig. Der Ausdruck des Kriegers in dir ist gewaltig, mächtig und kreativ. Deine Haltung ist ein Fels in der Brandung. Du bist Intensität und Schönheit selbst.

Entscheide, wann es Zeit für dich ist aus der Haltung zu kommen. Mache dich locker und übe die Haltung nun mit der anderen Seite. Natürlich lebt die Asana durch die Intensität, die du auf der einen Seite durch deine Ausrichtung und auf der anderen Seite durch die zeitliche Länge der Übung intensivierst. Achte jedoch beim Üben darauf, dass du nicht zu ehrgeizig wirst und im Versuch bist, die Asana gleichermaßen still und fein zu halten.

Trikonasana: Die Dreieckshaltung

Komme ins Stehen. Stelle dich möglichst breitbeinig an einen Platz, an dem du sicher stehen kannst. Richte deine Füße parallel aus. Atme ein und hebe beide Arme bis sie parallel zum Boden sind. Atme aus und beuge deinen Rumpf auf ein Seite, bis du mit der Hand irgendwo dein Bein berührst. Achte beim Beugen darauf, dass du mit deinem Becken weder nach vorn, noch nach hinten kippst. Deshalb ist es ratsam, dass du dich langsam in die Endhaltung hineinbewegst. Halte dich mit der Hand am Bein nicht fest, sondern geh lediglich auf Tuchfühlung. Den anderen Arm streckst du zum Himmel aus. Dein Blick folgt seiner Bewegung. Versuche in dieser Haltung entspannt weiter ein- und auszuatmen. Versuch den Energiefluss in deinem Körper wahrzunehmen. Mit deinen Füßen spürst du die Verbindung zur Erde. Mit den Fingerspitzen, des nach oben gerichteten Arms, dehnst du dich nach oben hin aus. Tue dies indem du dich aus deiner Schulter heraus nach oben hin öffnest.

Einatmend kommst du mit deinem Oberkörper wieder nach oben. Entscheide selbst, wie lange du in der Mittelposition nachspürst und dann die Beugung zur anderen Seite ausführst.

Uttanasana: Die Vorwärtsbeuge im Stehen

Stelle dich gerade hin. Spüre in deine aufrechte Haltung. Atme ein und strecke die Arme zum Himmel aus. Mit dem Ausatmen beuge dich aus der Hüfte heraus nach vorn. Ob du mit den Armen den Boden berühren kannst, ist nicht wichtig. Lass dich hängen. Wenn es für dich angenehmer ist, beuge leicht dein Beine. Achte darauf, dass Kopf und Nacken entspannt nach unten hängen. Die Übung entfaltet seine volle Wirksamkeit erst nach geraumer Zeit. Also lass dir Zeit! Vielleicht kannst du dich mit jeder Ausatmung noch ein wenig tiefer sinken lassen. Atme ansonsten entspannt und tief.

Wenn du dich mit einer Einatmung wieder aufrichtest, dann tue dies Wirbel für Wirbel. Und du hast viele davon, nämlich 24. Oben angekommen lass deinen Blick in die Natur schweifen und atme ganz entspannt weiter.

Kati Chakrasana: Die Drehung im Wind

Komme in den Stand und bringe die Beine etwas mehr als hüftbreit auseinander, damit du einen guten Stand hast. Drehe deinen Oberkörper zur einen Seite. Leg die eine Hand auf die gegenüberliegende Schulter und die andere in den Lendenwirbelbereich. Mit Schwung drehe deinen Oberkörper nun zur anderen Seite und positioniere deine Hände entsprechend spiegelverkehrt. Die Bewegung eignet sich speziell als Ausgleich zu Halteübungen im Stehen wie dem Krieger. Nach geraumer Zeit schwinge dich wieder in die Mitte und spüre mit geschlossenen Augen nach.

Surya Namaskar: Der Gruß an die Sonne

Der Sonnengruß ist eine Abfolge von 12 Stellungen. Er wird auch als Sonnengebet bezeichnet. Auch, wenn das mit dem Beten an sich nicht so dein Ding ist, versuch den Bewegungsablauf mit möglichst viel Hingabe auszuführen. Der Sonnengruß ist eine sehr aktivierende Übungsabfolge. Übe ihn deshalb speziell am Morgen oder tagsüber, eben wenn die Sonne auch tatsächlich scheint.
Finde einen schönen Platz in der Natur und richte dein Gesicht Richtung Sonne aus. Wenn du auf einer Matte übst, stelle dich aufrecht an den Anfang deiner Matte. Schließe die Augen und lass dich von den Strahlen der Sonne erwärmen.

1. **Pranamasana – Die Gebetshaltung**
   Atme ein und führe die Hände nach oben in die Gebetshaltung. Die Handflächen sind zusammen und vor der Brust. Atme aus und spüre in die Haltung.
2. **Hasta Uttanasana – Die Armstreckung**
   Atme ein und führe die gestreckten Arme schulterbreit über den Kopf. Beuge Kopf und Körper nach hinten.

3. Padahastasana – Die Hände zu den Füßen

Atme aus und beuge dich mit dem Rumpf aus deiner Hüfte heraus nach vorn. Lege deine Handflächen links und rechts neben deine Füße auf den Boden. Wenn du den Boden nicht direkt erreichen kannst, beuge entsprechend deine Beine.

4. Ashwa Sanchalanasana – Die Reiterstellung

Atme ein und mach mit deinem rechten Bein einen großen Ausfallschritt nach hinten. Bring das rechte Knie auf den Boden. Lass die Handflächen auf dem Boden. Die Arme bleiben gestreckt. Beuge den Rumpf nach hinten und schiebe gleichzeitig dein Becken nach unten. Mit dem Kopf im Nacken ist dein Blick Richtung Himmel ausgerichtet.

5. Parvatasana – Die Berghaltung

Atme aus und strecke das linke Bein aus, indem du es neben das andere stellst. Hebe dein Becken nach oben und senke deinen Kopf nach unten, zwischen deine Arme. Arme und Beine sind gestreckt. Versuche die Fersen auf den Boden absenken zu lassen.

6. Ashtanga Namaskara – Der Gruß mit acht Gliedern

Halte den Atem und lass deinen Körper zum Boden sinken. Tue dies in der Reihenfolge Brustkorb, Kinn und Knie. Nun berührst du mit acht Punkten die Erde.

7. Bhujangasana – Die Kobra

Atme ein und hebe den Oberkörper von der Taille aus. Bring den Kopf sachte in den Nacken und presse dein Schambein in die Erde.

8. Parvatasana – Die Berghaltung

Atme aus und komme wieder in die Berghaltung (siehe Stellung Nummer 5).

9. Ashwa Sanchalanasana – Die Reiterstellung

Atme ein, lass das Becken leicht nach vorne unten sinken und mach mit deinem rechten Bein einen großen Ausfallschritt nach vorn, so dass der Fuß wieder zwischen deinen Händen landet. Komme wieder in die Reiterstellung (siehe Stellung Nummer 4).

10. Padahastasana – Die Hände zu den Füßen

Atme aus, senke deinen Kopf nach vorne ab und ziehe dein linkes Bein nach vorn neben dein anderes Bein. Bringe deinen Po nach oben und strecke deine Beine, ohne, dass du deine Handflächen vom Boden nimmst (siehe Stellung Nummer 3).

11. Hasta Uttanasana – Die Armstreckung

Atme ein, richte dich auf und führe wieder die gestreckten Arme schulterbreit über den Kopf nach hinten. Beuge dich nach hinten (siehe Stellung Nummer 2).

12. Pranamasana – Die Gebetshaltung

Atme aus bringe den Oberkörper wieder gerade und die Handflächen im Gebet vor deine Brust (siehe Stellung Nummer 1).

In der nächsten Abfolge wähle in Stellung 4 das linke Bein, mit dem du einen großen Ausfallschritt nach hinten machst. In Stellung 5 bewegst du nun entsprechend das rechte Bein und in Stellung 9 wieder das linke Bein.

Diese 24 Haltungen entsprechen einer Runde Surya Namaskar. Du kannst den Sonnengruß recht dynamisch ausführen, dann ist seine Wirkung sehr aktivierend auf deinen Kreislauf und dein ganzes System. Achte vor allem dann darauf, dass du dich nicht verspannst und weh tust. Auch hier gelten Patanjalis Anweisungen, Asanas möglichst bewusst, still und fein auszuführen. Lass dich nicht dazu verleiten, durch die einzelnen Haltungen zu hetzen. Gerade dann, wenn du den Sonnengruß schon in- und auswendig kennst, besteht die Gefahr, nachlässig in die Haltung zu gehen.

Es gibt natürlich auch noch die Möglichkeit, dass du ganz bewusst in den einzelnen Haltungen für längere Zeit verweilst und die Wirkungen der Asanas für dich erforschst. Im Verweilen benötigst du selbstverständlich die ein oder andere Zwischenatmung.

Räume die Steine aus dem Weg und die Quelle, fängt an zu sprudeln

Eine regelmäßige Asanapraxis macht deinen Körper beweglicher und geschmeidiger. Du wirst dich über kurz oder lang wieder ganz in deinem Körper zuhause fühlen und dem Leben gegenüber plötzlich ganz andere Haltungen, als früher einnehmen. Dein Körper ist, wie gesagt, das große Tor auf dem Weg zur Quelle. Um den Gang zur Quelle weiter zu gehen, benötigen wir eine sehr feine Qualität von Körper und Geist. Das hat nun etwas mit Hingabe zu tun. Die Sehnsucht in unserem Herzen ist wie beschrieben, die Grundlage, damit wir uns erst mal auf den Weg machen. Haben wir die Pforte erreicht, führt der Weg weiter in die Tiefe. Wenn du dich nicht traust, den Weg in den Wald zu beschreiten, wirst du niemals heraus finden, was es im Wald alles zu zu erfahren, zu erkennen und zu entdecken gibt. Lässt du dich stattdessen auf das Abenteuer ein, einen Schritt nach dem anderen tiefer in den Wald zu gehen, dann erfordert dies Vertrauen und eine gewisse Hingabe. Mit Hingabe ist nicht gemeint, dass du dich einer Sache auslieferst. Im Gegenteil, „(…) es ist die Weisheit, sich dem Fluss des Lebens anzuvertrauen, anstatt sich ihm zu widersetzen."[15]
Deine Sinne sind von Anfang geschärft, du bist hellwach, voller Spannung bewegst du dich auf dir bisher unbekannten Pfaden. Du spürst diese Lebendigkeit in dir. Du lässt dich auf dieses Abenteuer ein. Und du willst nicht gleich zu deiner vermeintlichen Sicherheit im Voraus

wissen, wo du gleich landen wirst. Du nimmst in Kauf, deine Komfortzone zu verlassen. Du gehst das Wagnis ein, dass du die ein oder andere Erfahrung machen könntest, die dich ganz heraus fordern wird, dass du vielleicht sogar gleich im Regen und in der Kälte stehen wirst. Aber keine Sorge – so ganz ohne Landkarte brauchst du nicht loszuziehen. Es gab schon viele Menschen, die die Pfadfinderarbeit geleistet haben und von deren Erfahrungen auf ihrem Yogaweg wir alle profitieren können. Doch gehen kannst du diesen Weg nur selber und allein. Trotz jener, die ihn bereits gingen, entsteht er erst, indem du ihn gehst. Dein Weg wird natürlich auch nicht identisch mit dem der Anderen sein, auch wenn du ganz ähnliche Erfahrungen machst. Nutze die Landkarte, lass dich vielleicht auch begleiten von einem Führer, doch finde deinen ganz eigenen Weg.

Wenn der Sog deiner mentalen Muster zur Ruhe kommt, dann machst du die Erfahrung des Yoga, …(1.2)

sagt Patanjali gleich zum Anfang des Yogasutra.

Deine mentalen Muster sind in erster Linie Glaubenssätze, Werte und Normen der Gesellschaft und deine Meinungen, die du im Abgleich mit diesen Werten im Laufe der Zeit gebildet hast. Wenn du geboren wirst, blickst du wie durch ein weites, offenes Panoramafenster völlig unvoreingenommen in die Welt. Doch schon bald beginnst du, dir aufgrund deiner Erfahrungen Bilder von der Wirklichkeit zu machen. Weitere Bilder bekommst du von deinen Eltern, von wohlmeinenden Freunden und von der Gesellschaft geschenkt. Die Bilder hängst du nun wie Fotos fein säuberlich an dein Panoramafenster. Jedes neue Bild wird zu den vorhandenen Bildern dazu sortiert. Wenn du ähnliche Erfahrungen machst, bedienst du dich dazu passender Bilder, um diese besser einsortieren zu können. Auf diese Weise geschieht Lernen. Deine Bilder von der Wirklichkeit helfen dir, dich in einer hochkomplexen Welt zurechtzufinden. Die Bilder sind somit kein Problem – nur leider hängen sie an deinem

Fenster. Dein Blick ist nicht mehr frei. Das Problem besteht darin, dass du diese Bilder nun mit der Wirklichkeit im Hier und Jetzt verwechselst. In der Praxis von Yoga beginnst du nun, Bild um Bild wieder von deinem Fenster abzunehmen, so dass dein Blick wieder frei, ungetrübt und sehr unmittelbar ist. Natürlich musst du dich nicht komplett trennen von den lieb gewonnenen Bildern, du kannst dich ihrer jederzeit bedienen – doch im Bewusstsein dessen verwechselst du nun nicht mehr die Bilder, die Konzepte oder Meinungen mit dem, was hier und jetzt ist. Wenn du in einer Diskussion vehement deine Meinungen vertrittst, über deine Erfahrungen der Vergangenheit nachdenkst, oder im Kontext deiner mentalen Muster über die Zukunft nachsinnst, dann weißt du, dass du nun durch die Bilder auf die Wirklichkeit schaust und nicht anwesend bist in der unmittelbaren Erfahrung. Und diese Bilder, Meinungen und Konzepte, die Sorgen und Grübeleien üben einen immensen Sog auf dich aus; sie ziehen dich weg von deiner Gegenwärtigkeit und lassen dich stattdessen mechanisch im Strudel deiner Meinungen durch das Leben schlittern. Im Yoga geht es also darum, diesem Sog nicht nachzugeben und das, womit du dich von der unmittelbaren Erfahrung trennst, aus dem Weg zu räumen. Und das geschieht nicht, indem du dagegen ankämpfst, sondern indem du dir dessen bewusst wirst. Dafür braucht es sehr viel Hingabe auf dem Weg zur Quelle. Du versuchst dich zu bereiten und auszurichten. Dies meint, dass du dein Bewusstsein dahin gehend schulst, zu merken, wenn dich der Sog wieder einmal von der Erfahrung des Augenblicks weg zieht. Und wenn du merkst, dass dies geschieht, sei im Versuch mit viel liebevoller Geduld dich immer wieder auf den Augenblick auszurichten und zu spüren, was jetzt ist, wer du – jenseits des Soges und all der Identifikation – bist. Dies gilt es zu kultivieren und zu üben bis dies eine ganz natürliche Selbstverständlichkeit in dir bekommt. Dann kannst du dein wahres Wesen immer mehr erkennen.

Werde zum Zeuge dessen, was gerade geschieht, bzw. beobachte, ohne dem gleich eine Wertung zu geben, was du erfährst. Dieses Bereiten ist also ein Prozess, ein fortlaufendes Ausrichten auf die Gegenwart. Das wird in der Praxis des Yoga *abhyasa* genannt. Durch kontinuierliches Üben und Ausrichten auf deine innere Mitte kommen deine mentalen Muster allmählich zur Ruhe. Die innere Haltung im Prozess des bereitwilligen Übens ist das Loslassen, *vairagya*. Nicht anhaften, sich nicht in komplizierte Beziehungsmuster verstricken und nicht im Widerstand zu sein, gegen das was ist, sind die Hauptmerkmale dieses Loslassens. In der Haltung des vairagya finden wir den Ausweg aus dieser Besserwisserei und Rechthaberei und der Verwechslung von Meinung mit der Wirklichkeit des Seins. Das, was dir widerfährt, wird nicht mehr in gut oder schlecht, in recht oder unrecht unterteilt. Was natürlich nicht bedeutet, passiv alles hinzunehmen: du bist nun vielmehr tatsächlich am Lenkrad deines Lebens. Die Praxis von vairagya ist der Beginn einer neuen, nie gekannten Freiheit. Du kannst sicher schon erahnen, dass die Praxis des Loslassens in der Hektik des Alltags entweder gar nicht oder nur sehr schwer möglich ist. Deshalb ist es ratsam, dein Leben generell etwas langsamer auszurichten. Um Loslassen zu können, benötigst du Gelassenheit und Ruhe – und die lässt sich in jeder Lebenslage kultivieren. Vielleicht versuchst du, dein Leben etwas einfacher zu gestalten. Die Natur, der Wald, lebt uns das vor. Mache dich vertraut, dich auf diese Natürlichkeit einzuschwingen, und die Praxis des Loslassens wird sich ganz von alleine in deinem Leben manifestieren.

„Der Verstand kann entweder Quelle der Gefangenschaft oder Quelle der Freiheit sein. Es hängt davon ab, wie er gebraucht wird. Die richtige Anwendung des Verstandes führt in die Meditation, sein falscher Gebrauch führt in den Wahnsinn." [16]

Im relativen Zustand der Unbewusstheit, in dem wir uns oft befinden, befindet sich der Verstand in einer Vorherrschaft, die ihm nicht zusteht. Das eigene Denken ist nicht mehr frei, wie Alle zu glauben meinen. Im Gegenteil, es ist vielfach Ego gesteuert. Ego ist dieses Ich-zentrierte verzerrte Selbstbildnis, was wir alle mehr oder weniger im Handgepäck mit uns herumtragen. Ich zuerst, ich habe recht, ich bin verletzt, ich muss mich schützen, ich muss besser sein als die Anderen, sind so typische Ego-Glaubenssätze. All dies geht oft einher mit destruktiven Emotionen, wie Neid, Eifersucht, Hass, Gier und Verachtung. Ein Bewusstsein darüber zu erlangen, wie unser Ego-Verstand heimlich das Zepter über unser Leben in die Hand genommen hat, ist natürlich ein wichtiger Türöffner. Nur so können wir unseren Weg erhellen und Licht ins Dunkel bringen. Die gute Nachricht: Ego-Glaubenssätze sind nicht in Stein gemeißelt. Vairagya, das Loslassen und abhyasa, beharrliches, bewusstes Üben wirken auf deinem Yoga-weg an Stelle dieser destruktiven Handlungsmuster. Vielleicht hast du auch schon bemerkt, dass du in der Wirklichkeit gar nicht deine Gedanken bist. Wenn wir unsere Identität alleine auf unseren Verstand aufbauen, haben wir uns gewissermaßen im Dickicht unseres Bewusstseins verlaufen.

Für Eckhart Tolle ist die Befreiung vom Verstand die „einzig wahre Befreiung". Er empfiehlt den eigenen Gedankenstrom erst mal einfach nur zu beobachten. Wenn du so Zeuge deiner Gedanken wirst, öffnet sich in dir eine neue Bewusstseinsdimension. Die Gedanken verlieren ihre Macht über dich und schließlich ist dies das Ende des zwanghaften Denkens. Eine andere Möglichkeit sich von seinem Gedankenstrom zu befreien, beschreibt Tolle in der Ausrichtung auf das Jetzt, in dem du dich ganz auf die Kraft des Augenblicks einlässt. Auf diese Weise entstehen immer mehr Lücken zwischen den Gedanken, in denen du hellwach und voll bewusst dein Leben in die eigene Hand nimmst. [17]

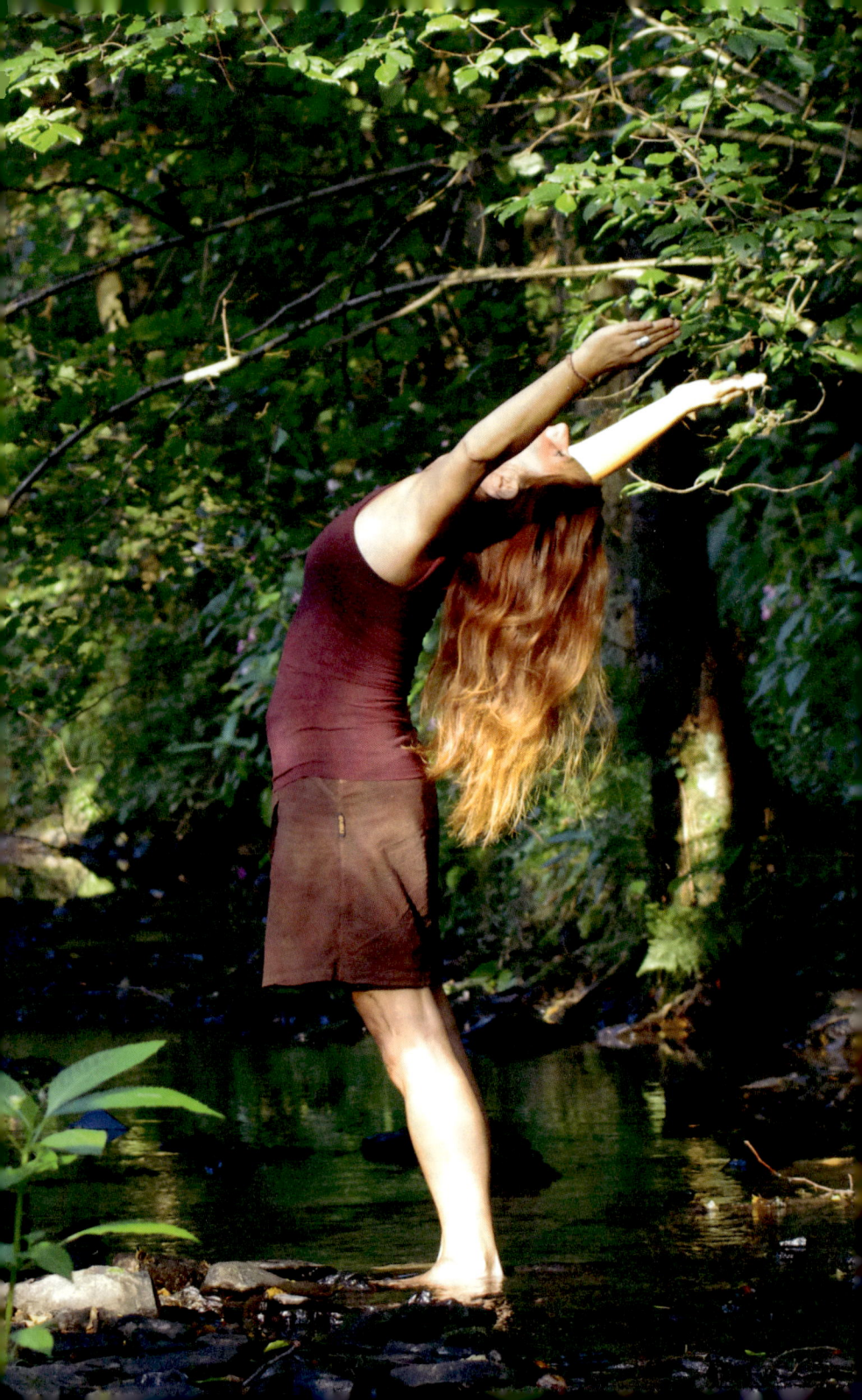

4. Pranayama: Ausweitung der Lebensenergie über die Atmung

Wenn wir uns durch die Natur bewegen und dabei nicht Gedanken verloren sind, spüren wir, wie das Leben um uns herum pulsiert. Anders als in der virtuellen Welt, in die wir uns heutzutage so oft flüchten, können wir uns im Gang durch den Wald mit all unseren Sinnen in dieser Lebendigkeit unmittelbar wahrnehmen. Wir atmen dabei alle dieselbe Luft. Mit der Luft, mit dem Raum der uns umgibt, sind wir mit Allem um uns herum verbunden, ob wir wollen oder nicht. Das Eichhörnchen, das Reh, der Fuchs und die Bäume versorgen sich mit diesem Gasgemisch, was wir Luft nennen und können daraus eine nicht unerhebliche Menge an Energie für ihr Leben gewinnen. Wir erachten die Atmung in der Regel als so selbstverständlich, dass wir uns ihrer tatsächlichen Rolle gar nicht bewusst sind. Wenn wir nur wenige Minuten nicht atmen, sterben wir. Laut Leonard Orr geschehen 70 % der Ausscheidungen über die Ausatmung. Erst danach kommen Schwitzen, Darmentleerung und Wasserlassen. „Ohne die Atmung würde der menschliche Organismus ersticken und vergiftet werden."[18]

Orr führt weiter aus, dass er im Laufe seiner Recherchen zur Technik des Rebirthings mehrere Yogis in Indien getroffen hat, die zwischen 200 und 300 Jahre alt waren. Ob das nun stimmt, kann ich nicht sagen, ich habe zumindest bewusst auf meinen Indienreisen noch keine Yogis getroffen, die so alt waren. Was dem langen Leben der Yogis zugrunde liegt, ist jedenfalls eine Atempraxis, die Orr, die Kunst des Atmens nennt.

Wenn wir uns ältere Schriften zur Yogischen Atempraxis ansehen, dann fällt auf, dass wir vergleichsweise sehr kurzatmig sind. Denn in diesen Schriften werden Atemzyklen von ca. 1,5 Minuten beschrieben, die als normal und gesund angesehen werden. Mal ehrlich, wer schafft schon annähernd 30 Sekunden, ohne in Atemnot zu geraten? Offenbar sind also das bewusste, lange, tiefe Ein- und Ausatmen und die Pausen dazwischen der Generalschlüssel zu mehr Lebensenergie und Gesundheit. Die Energie, oder Lebenskraft, die wir mit unserer Atmung, aber natürlich auch mit unserer Nahrung aufnehmen, wird im Yoga als Prana bezeichnet. Prana ist jene pulsierende Urkraft und die Grünkraft in allem Lebendigen. Unterschiede gibt es selbstverständlich in der Intensität. Sicherlich enthält eine frisch gepflückte Frucht von einem Baum in einer natürlichen, reinen Umgebung mehr Prana, als eine Frucht, die bereits faul und schimmelt und noch dazu in einer Schadstoff belasteten Umgebung gewachsen ist. Gleichermaßen, wie wir uns über die Nahrung und die Atmung mit Energie versorgen, werden wir bereits mit einer bestimmten Lebensenergie geboren. Die ganze Schöpfung ist durchdrungen mit dieser essenziellen Grünkraft. Diese Energie macht die Bewegung, die Ausdehnung, das was die Schöpfung in seiner Quelle ausmacht, erst möglich.

Prana entspringt aus einer Quelle, die gewissermaßen nie versiegt. Diese Urenergie, der weibliche Aspekt der Schöpfung wird im Yoga als Shakti bezeichnet. Shakti ist das manifestierte Bewusstsein und hat im Menschen seinen Sitz im Wurzelchakra. Shiva ist Shaktis Partner und symbolisiert den männlichen Aspekt der Schöpfung, das nicht manifestierte, kosmische Bewusstsein. Im Kronenchakra befindet sich sein Sitz. Die Wurzel ist die Verbindung zur Erde, die Krone die zum Himmel, zur Sonne und zum Universum. Die Erde ist so unsere übergeordnete Mutter und die Sonne der Vater. Wir bewegen uns fortlaufenden in diesem Spannungsfeld männlicher und weiblicher Energie. Wir wissen heute, dass unser Universum sich in einem Prozess der Ausdehnung befindet und dabei immer schneller wird. Im Yoga wird dieses reine, freie Bewusstsein, diese Urenergie, diese Hochzeit aus Shakti und Shiva als Schöpfungsenergie für diese

Ausdehnung angesehen. Alles, was beseelt ist, enthält diesen göttlichen Funken. Dieser Funke, dieser Same, ist also die Grundlage für die ganze Schöpfungsgeschichte.

Wir finden in unserem Körper noch ein Pendant zur männlichen bzw. weiblichen Kraft. Das rechte Nasenloch steht in Verbindung zur linken Gehirnseite und entspricht dem männlichen Prinzip. Der zugehörige Energiekanal heißt Pingala Nadi. Nadis sind ähnlich den Meridianen Energiekanäle in unserem Körper. Angeblich haben wir insgesamt 72000 davon. Das linke Nasenloch steht in Verbindung mit der weiblichen Seite, der rechten Gehirnhälfte und dem Energiekanal Ida Nadi. Diesen Umstand machen sich unter anderem Atemtechniken zu Nutze, die durch die Ein- bzw. Ausatmung durch jeweils ein Nasenloch die männliche oder weibliche Energie ansprechen wollen. Eine der bekanntesten Pranayama Übungen ist die Wechselatmung, Anuloma Viloma. Hier wird abwechselnd durch das eine Nasenloch eingeatmet, bzw. durch das andere ausgeatmet und umgekehrt.

Patanjali beschreibt Pranayama

… als eine Praxis, die Ein- und Ausatmung kontrolliert unterbricht. (2.49)

Er betont damit die Pause zwischen Ein- und Ausatmung (antar kumbhaka) bzw. den Bereich zwischen Aus- und Einatmung (bahir kumbhaka). In diese Phasen geschieht das Entscheidende: der Geist wird vollkommen ruhig. So können wir uns ganz auf unsere Kraft ausrichten, ohne dass der Sog der Gedanken unser Bewusstsein zerstreuen kann. Das setzt natürlich voraus, dass der Körper während des Pranayama zugleich still, fein und ruhig ist. Viele Atemübungen zielen nun darauf ab, Einatmen, Ausatmen und das Atem Anhalten zu regulieren. Meist geht es mit fortgeschrittener Übungspraxis darum, die jeweiligen Phasen auszudehnen und den Atemstrom zu lenken. Bei den Pranayama Techniken wird so unser Geist mit Zählen, Regeln und Abfolgen beschäftigt.

Pranayama setzt sich aus den Silben Prana und Ayama zusammen. Ayama heißt Ausdehnung, Ausweitung oder Vergrößerung. In der Technik des Pranayama dehnen wir also die Lebensenergie aus. So braucht es uns also nicht verwundern, wenn wir mit entsprechender Übung etwas älter, als normal werden können.

Im Kontext des Wald-Yoga möchte ich nun weniger Atemübungen beschreiben, die eine Technik zu Grunde haben. Vielmehr ist es mir ein Anliegen, ähnlich wie beim Fühlen und Spüren des Körpers, sich mit dem Atemfluss ganz in die eigene und in die umgebende Natur einzuschwingen.

Ankommen: Der Atem des Waldes

Lege dich in Shavasana. Schau mal, ob du dir in deiner körperlichen Ausrichtung etwas mehr Raum geben magst. Das bedeutet, du spreizt in Shavasana deine Beine und deine Arme etwas mehr von deinem Körper ab. Gleichzeitig versuchst du die Füße gerade aufzurichten. Wenn sich das so gar nicht entspannt anfühlt und du zu sehr ins Hohlkreuz damit kommst, bewege die Arme und Beine wieder mehr an dich heran. Diese öffnende Haltung unterstützt deine Wahrnehmung des Raumes um dich herum. Vielleicht magst du an einem warmen Sommertag die Verbindung zur Erde mit möglichst wenig Stoff an dir bzw. unter dir fühlen?

Achte auf deinen Körper. Versuche dich ganz still und fein wahrzunehmen. Beginne damit deinen Atem zu beobachten, wie er kommt und wie er geht. Nimm war, wie dein Geist allmählich ruhiger wird. Nach einer Weile spüre, wie du mit jeder Ausatmung tiefer sinkst. Lass los und spüre die Verbindung zur Mutter Erde. Mit jeder Ausatmung verwurzelst du dich in die Erde. Die Verwurzelung ist eine Verankerung, die es dir ermöglicht, dich gleichzeitig (hier energetisch) aufzurichten. Wo du Wurzeln schlägst, da ist deine Heimat, da ist dein Zuhause.

Kannst du das fühlen, diese Verbundenheit, dein Zuhause? Nun erlaube es dir, dich mit jeder Einatmung auszudehnen. Du spürst, wie sich dein Brustkorb hebt und sich nach oben und zur Seite hin ausdehnt. Kannst du schon dieses Gefühl von Weite, Ausdehnung und Freiheit wahrnehmen? Die Ausdehnung entspricht deinem Charisma, deiner Ausstrahlung. Vielleicht stellt sich in dir dieses Gefühl des sanften Schwebens ein. Verliere aber nie deine Bodenhaftung. Sie ist schließlich die Grundlage für deine Aufrichtung, für deine Wahrhaftigkeit. Falls dich der Sog deiner Gedanken ab und zu von der Übung abzieht, nimm dies einfach zur Kenntnis und richte dich dann wieder ganz natürlich auf die Wahrnehmung der Ein- und Ausatmung aus.

Der ewige Kreislauf: Geben und Nehmen

Dies ist eine Fortführung der Übung „Der Atem des Waldes". Praktiziere also zunächst die Übung, wie oben beschrieben.

Mit jeder Ein- und Ausatmung spüre nun nicht nur die Weite bzw. die Verwurzelung, sondern auch das Geben und Nehmen. Denn genau das tust du gerade tatsächlich. Die Bäume im Wald atmen den Sauerstoff aus, den wir Säugetiere benötigen. Es ist Prana, was du über deine Verwurzelung und dem Raum, der dich umgibt einatmest. Gleichzeitig gibst du über die Ausatmung all das ab, was du gerade nicht benötigst. Es ist kein Abfall, den du da abgibst. In der Natur gibt es keinen Müll, das ist eine menschliche Erfindung. Du brauchst auch gar nicht deinen Verstand bemühen und dir vorstellen, dass du Energie bekommst bzw. all das loswirst, was du nicht mehr benötigst. Das geschieht von ganz alleine, das ist das natürliche Leben. Irgendwann findet sich schon ein Abnehmer für deine Ausatemluft, etwa die Bäume um dich herum. Das Leben ist ein ewiger Kreislauf aus Geben und Nehmen. Versuche dies in deinem Inneren zu spüren und zu fühlen, während du ganz natürlich ein- und ausatmest. Der ewige Kreislauf.

Die Kraft des Lebens: Tiefes Ein- und Ausatmen

In unserem Alltag atmen wir in der Regel zu flach. Wir atmen nicht vollständig aus, dadurch bleibt ein Rest der „verbrauchten Luft" in unseren Lungen. Deswegen können wir auch nicht vollständig einatmen. Die Folgen sind in erster Linie Energiemangel und Müdigkeit. Über die Atmung reguliert sich auch der Blut-pH-Wert. Aufgrund unserer Ernährung sind wir alle mehr oder weniger übersäuert. Wir täten also gut daran, dem tiefen Ein- und Ausatmen mehr Aufmerksamkeit zu schenken.

Achte darauf, dass du dies in einer möglichst schadstoffarmen Umgebung, am besten im Wald fernab einer Großstadt übst. Lege dich in Shavasana. Achte darauf, wie du ein- und ausatmest und allmählich zur Ruhe kommst. Nimm den Geruch und den Geschmack deiner Umgebung mit der Luft wahr. Ist diese Luft geeignet dich zu nähren und dir Energie zu geben? Entscheide selbst, wann es Zeit ist, deine Atemzüge zu vertiefen und die Frequenz zu erhöhen. Nimm dir Zeit dies ganz kontinuierlich zu tun. Du kannst entweder durch die Nase oder den Mund atmen.

Nimm den Energiefluss in deinem Körper wahr. Bereits nach kurzer Zeit wirst du spüren, wie das Prana deinen Körper energetisiert und deinen Geist klärt. Wenn du das tiefe Atmen noch nicht gewohnt bist, kann es passieren, dass es nach einer Weile speziell in deinen Händen und in deinem Mund stark anfängt zu kribbeln. Das kann soweit gehen, dass sich deine Finger in Pfötchenstellung verkrampfen und du in deinem Mund das Gefühl von einem „Fischmaul" bekommst. Aber keine Sorge, diese Symptome einer Hyperventilation sind lediglich Ausdruck dafür, dass dein Blut mehr mit Sauerstoff und weniger mit Kohlendioxid angereichert ist. Du liegst ja bequem auf dem Rücken und kannst nicht einmal umkippen dabei. Alles, was du tun musst, falls dir die Wirkung zu stark wird, ist entspannt abzuwarten, wie sich alles wieder von alleine reguliert. Du wirst von

ganz alleine flacher und weniger atmen. Mit zunehmender Übungspraxis wird sich dein Körper an den Sauerstoffüberschuss gewöhnen.
Spüre die Kraft und den Fluss des Lebens in dir!

Alles ist Eins: Samavritti — die gleichmäßige Atmung

Diese Übung ist im Yoga als Samavritti bekannt. Du kannst sie im Lie-
gen oder Sitzen praktizieren. Das Sitzen setzt immer voraus, dass du
bequem, ohne in Bewegungsunruhe zu kommen, über den Zeitraum
der Übung aufrichtig sitzen kannst.
Samavritti meint, dass Einatmen, Ausatmen, die Pause zwischen Ein-
und Ausatmen und die Pause zwischen Aus- und Einatmen jeweils
gleich lang sind. Im klassischen Yoga wird dabei jeweils gezählt und
versucht die Zeiten zu verlängern. Im Wald-Yoga verlassen wir uns ganz
auf unser Gespür. Nachdem du eine Weile deine Atmung beobachtet
hast, beginne mit der gleichmäßigen Atmung. Strenge dich nicht an.
Der Atem darf ganz natürlich und fein fließen. Du solltest in der Übung
niemals in Atemnot kommen. Entwickle vielmehr ein Gespür für die
Gleichmäßigkeit in der Atmung. Spüre gleichzeitig mit der Atmung
diese Verbindung zum Wald. Wie wirkt sich das auf deinen Geist und
das Fließen in deinem Körper aus? Kannst du dich so auf dieses harmonische, pulsierende Leben in dem Wald um dich herum einschwingen?

Einheit und Raum: Das Erkunden deiner Atemräume

Im Yoga unterscheiden wir primär drei Atemräume: Die Atmung über
den Bauch, den Brustkorb und das Schlüsselbein.
Lege dich dich in Shavasana. Richte dich mit deinem Körper so aus,
dass du in deiner Haltung ein Gespür für den Raum um dich herum

bekommst. Was nimmst du wahr, wenn du so im Versuch bist, ein Raumbewusstsein zu erlangen? Beobachte deine Atmung, wie sie kommt und wieder geht. Wohin fließt deine Atemluft in deinem Körper? Was in deinem Körper bewegt sich im Atemzyklus, der Bauch, der Brustkorb oder Beides?

Entscheide dich nun ganz bewusst in den Bauch zu atmen. Beobachte, wie sich dein Bauch hebt und wieder senkt. Lass los. Du kannst dabei nicht wirklich in den Bauch atmen. Der Bauchraum ist durch das Zwerchfell vom Brustkorb getrennt. Mit der Einatmung bewegt sich das Zwerchfell nach unten und der Bauch kann sich heben. Bei der Ausatmung entspannt sich der Muskel und der Bauch senkt sich wieder physiologisch.

Atme nun in den Brustkorb und beobachte, wie sich dieser hebt und senkt. Wo dehnt sich dein Brustkorb nach oben bzw. der Seite aus? Hast du Probleme entspannt ein- und auszuatmen? Wie wirkt sich die Brustatmung im Vergleich zur Bauchatmung in deinem System aus? Beginne nun damit tiefer in den Brustkorb zu atmen, damit du auch den oberen Teil deiner Lungen belüftest. Ziehe die Atemluft ganz bewusst bis in deine Lungenspitzen. Diese befinden sich im Bereich deines Schlüsselbeins. Kannst du so auch die Ausdehnung der Lungen an der Seite deines Brustkorbes spüren? Wie fühlt sich die vollständige Brustatmung für dich an? Verbinde zum Abschluss die drei Atemräume miteinander, indem du jeweils einen Atemzyklus im Bauch, im Brustkorb und im Schlüsselbein ausführst und dann von Neuen beginnst. Das Pranayama kann sehr meditativ auf dich wirken. Genieße es!

Körperbewusstsein:
Die feine Atmung über die Organe

Lege dich in Shavasana. Nun ist es wichtig, dass du in deiner Wahrnehmung ganz still und fein wirst. Wähle also ganz bewusst einen Platz in der Natur, wo du dich ganz sicher und ungestört fühlst. Richte deinen Körper auf die Wahrnehmung des Raumes um dich herum aus.

Beobachte zunächst wieder, wie der Atem kommt und geht und wie dein Geist allmählich zur Ruhe kommt. Spüre das Fließen in deinem Körper. Atme dann über dein Herz ein und über die Magengrube aus. Hier ist nicht dein physisches Herz gemeint, sondern dein energetisches Herz genau in der Mitte der Brust, wo sich die Thymusdrüse befindet. Dein energetisches Herz ist das Handlungsorgan, mit dem du dich dem Leben gegenüber öffnest und seine ganze Schönheit in dich aufsaugen kannst. Hier spürst du das Feuer des Lebens, im Yoga Tapas genannt. Die Magengrube steht dafür, diese ganze Herrlichkeit mit der Welt um dich herum zu teilen. Versuche diese Qualitäten in deinem Bewusstsein zu erfahren, während du ganz entspannt ein- und ausatmest.

Beginne nun nach der Ausatmung über die Magengrube über die Leber und die Milz ein- und über die Blase auszuatmen. Die Leber befindet sich rechts unmittelbar unter deinem Brustkorb und die Milz links unmittelbar unter deinem untersten Rippenbogen. Leber und Milz sind die Organe, die sich energetisch auf deine Präsenz, dein Dasein, deine Lebensenergie und deine Selbstverwirklichung beziehen. Über deine Blase schließlich nimmst du dich ganz fein und unmittelbar wahr. Du kommst dir an dieser Stelle ganz nah. Das bist du, still fein und gänzlich ungeschminkt. Nach der Ausatmung über die Blase beginne wieder über die Einatmung über dein Herz.

Runde das Pranayama schließlich damit ab, dass du eine Weile über dein energetisches Herz einatmest und über die Blase aus.

Dieses meditative Pranayama läßt sich gut im Anschluß an eine Asanapraxis üben. Ich runde gerne meine Yogastunden damit ab.

Kraft und Anmut:
Ujaii – die Atmung des Kriegers

Hiermit ist die im Yoga bekannte Ujjayi Atmung gemeint. In ihrer Wirkung wird sie als befreiend und sehr kraftvoll beschrieben. Ujjayi kannst du in jeder Haltung üben. Egal, ob du einfach nur durch den Wald schlenderst, dynamische oder statische Asanas übst, oder dich gerade in einer meditativen Haltung befindest. Für Ujjayi Pranayama verengst du beim Ein- und Ausatmen deine Stimmritze. Dadurch entsteht ein Schnarchlaut, der allerdings nur so laut sein sollte, dass nur du selbst ihn unmittelbar hören kannst. Durch das Verengen der Stimmritze kannst du sehr genau die jeweilige Länge des Atemholens bzw. Versiegen lassen des Atems kontrollieren. Achte darauf Ujjayi möglichst fein und bewusst auszuführen. Spürst du die Kraft und die Präsenz in deinem Körper?

Die acht Hindernisse:
Schatten im Strahlen der Sonne

Im Yogasutra finden wir acht Hindernisse beschrieben, die dem Gang zur Quelle im Weg stehen und die es zu meistern gilt. Dein Bewusstsein ist, wie sich Patanjali ausdrückt,

… mit all den Hindernissen in einem zerstreuten Zustand. (1.30)
Die Befreiung davon wäre ein versammeltes Bewusstsein, wenn die Sonne wieder auf dein Herz scheinen kann.
Diese Hindernisse sind im einzelnen Krankheit, Trotz, Unsicherheit, Unachtsamkeit, Lustlosigkeit, Gier, irreführende Lehren und die Unfähigkeit einen stabilen geistigen Zustand zu erreichen, bzw. ihn immer wieder zu verlieren. (1.30)

Krankheit

Um den Weg des Yoga gehen zu können ist es wichtig, gesund zu sein. Wenn du krank bist, fehlt es dir an Energie und an Leidenschaft. Ob du krank oder gesund bist, hat allerdings weniger mit dem Vorliegen einer ärztlichen Diagnose zu tun, es ist mehr ein innerer Seinszustand. Mach dich nicht abhängig von den Diagnosen der Ärzte und der gesellschaftlichen Bewertung der einzelnen Erkrankungen. Krankheit ist nämlich im Ursprung eine sehr persönliche Angelegenheit. Letztendlich geht es darum, wie du mit deiner Erkrankung im Leben stehst. So wie es möglich ist, dass du mit einem Schnupfen haderst und jammerst und voller Bedürftigkeit bist, ist es genauso möglich mit einer unheilbaren Krebserkrankung im Frieden und im Fluss des Lebens zu sein. Mit einer schweren, vielleicht sogar sehr schmerzvollen Erkrankung umzugehen, ist natürlich weitaus herausfordernder. Entscheidend jedoch ist, ob dich die Erkrankung niederzwingt oder „krumm" macht? „Krankheit" leitet sich etymologisch her aus diesem krumm Machen. Kannst du weiter in deiner Aufrichtung sein, also in deiner Kraft, auch und gerade dann, wenn dein Körper gerade mit einer Erkrankung beschäftigt ist?

Trotz

ist ein weit verbreitetes Hindernis. Schau mal nach, wie oft bist du im Alltag nicht im Frieden mit deiner aktuellen Lebenssituation? Wenn du dich im Widerstand befindest und gegen das bist, was gerade ist, dann findet das Leben gewissermaßen gerade ohne dich statt. Mag sein, du fühlst dich im Recht, oder ungerecht behandelt. Schön! Und jetzt? Hat dich dein Trotz, dieses dagegen sein, schon mal einen Millimeter weitergebracht? Merkst du, dass dein Trotz sich immer wieder vor allem gegen dich selbst richtet? „Ich habe nichts gegen das, was geschieht." Dies ist laut Eckhart Tolle die Quintessenz aus der Lehre von Krishnamurti. [19]

Mit dieser einfachen Formel kannst du das Leben einfach so nehmen, wie es ist. Es befreit dich von dem Zwang, alles in gut oder schlecht einteilen zu müssen. Du bist vielmehr im Jetzt und kannst aus dieser widerstandslosen Freiheit, ohne Trotz dein Leben gestalten.

Unsicherheit

Woher kommt diese Unsicherheit, das dritte Hindernis nach Patanjali? Wenn es dir generell schwer fällt, Entscheidungen zu treffen und den Weg entschlossen zu gehen, wenn du dich einmal entschieden hast, fehlt es dir an Selbstvertrauen. Unsere Erziehung, unsere Sozialisation ist oft nicht besonders hilfreich uns auf das wirkliche Leben vorzubereiten. Wir mögen in einzelnen Sparten tolle Ausbildungen genossen haben und in diesen Bereichen ein Experte sein. Geht es dagegen um soziale Kompetenz, seinen Mann und seine Frau zu stehen, befinden sich Viele von uns noch in den Kinderschuhen und wählen statt dem mutigen Sprung ins kalte Wasser lieber eine Pille unserer tüchtigen Pharmaindustrie. „Das Leben ist nichts für Weicheier", habe ich mal Jemand sagen hören. Da hat er wohl nicht ganz unrecht.

Unachtsamkeit

Wie viel Unachtsamkeit gibt es auf diesen Planeten? Unachtsamkeit ist gemäß Patanjali das vierte Hindernis auf unserem Yogaweg. Wenn ich den Waldweg zu meinen Bienen entlang gehe, dann komme ich nicht darum, den Müll links und rechts einzusammeln, den einige Unachtsame bewusst oder unbewusst in die Natur geworfen haben. Diese Menschen haben keine Achtung vor Mutter Natur. Sie sind nicht wirklich anwesend. Denn mit Anwesenheit, Klarheit und Wachheit, wäre uns ein solches Handeln – im Kleinen wie Großen, gar nicht möglich. Wie können wir hoffen, dass sich etwas verändert, dass sich unsere Erde vielleicht sogar erholt, von den Umweltsünden der letzten Jahrzehnte, wenn die Menschen immer noch nicht bereit sind, die Verantwortung zu tragen und stattdessen den Müll lieber „unter den Teppich kehren"? Ich will hier niemanden verurteilen, denn Jeder, auch ich bin sicherlich in vielen Situationen unachtsam. Auf dem Yogaweg geht es nicht um Schuld und keine Fehler machen zu dürfen, sondern um Bewusstwerdung. Es geht auch nicht um Moral, sondern um ein Handeln, das aus der Präsenz und Unmittelbarkeit, aus dem tiefen Empfinden der Verbundenheit allen Seins erwächst.

Lustlosigkeit

Viele Menschen fühlen sich heutzutage in einem Hamsterrad gefangen. Wo sollen sie auch hingehen, wenn sich die Mühle scheinbar nur in eine Richtung dreht und der Blick auf den Horizont vollkommen verschleiert ist? Lustlosigkeit und Trägheit ist das zugrunde liegende Hindernis. Die Lebensfreude ist diesen Menschen abhanden gekommen. Langeweile hat hat sich an deren Stelle breit gemacht. Die Natur kickt schon lange mehr. Um sich überhaupt noch zu spüren, müssen die Reize immer größer werden. Um den Weg aus dem Hamsterrad zu finden, ist eine gehörige Portion Sehnsucht notwendig. Wenn wir keine Sehnsucht spüren, am Leben teil zu haben, ist der Strudel, der uns weiter in die Niedergeschlagenheit führt, zu groß.

Gier

Das Dilemma, in dem wir uns befinden, sucht sich unweigerlich ein Ventil: Gier bzw. Sucht. Wenn du im Frieden mit dem wärst, wie sich dein Leben eben so aktuell gestaltet, bräuchtest du keine Ersatzbefriedigung, um dich wieder spüren zu können. Essen, Sexualität und sportlicher Ehrgeiz sind die beliebtesten Bereiche in unsere Gesellschaft, wo wir unser Bedürfnis nach mehr, besser und intensiver zu befriedigen suchen. Immer scheint es an etwas zu fehlen, und wir laufen der Illusion hinterher, wir bräuchten nur ein noch schnelleres Auto, einen größeren Fernseher ein bessere Droge, und alles wäre gut. Das wirkliche Leben bietet bereits Fülle genug, es ist Fülle. Das Einzige, was Vielen fehlt, ist diese Fülle zu erkennen. Im Yoga geht es darum dies wieder zu sehen, zu hören und zu fühlen, die Sinne zu gebrauchen und den Sinn des Lebens, das Leben selbst zu erkennen.

Irreführende Lehren

Was meint Patanjali mit irreführenden Lehren, dem siebten, von ihm genannten Hindernis? Nicht wenige Menschen fühlen, dass etwas ganz und gar nicht stimmt in ihrem Leben und dass sie sich womöglich weit von ihrer Quelle entfernt haben. Sie fühlen auch jene tiefe Sehnsucht nach dem Sein und begeben sich auf die Suche. So hat sich im Laufe der Zeit ein riesiges Heer an spirituellen Heilslehren und ein lukrativer „Erleuchtungsmarkt" herausgebildet. Ein riesiger Wissensschatz ist uns heute zugänglich, und manchmal ist es nicht leicht, sich im Dschungel der Möglichkeiten nicht zu verlieren. Nun gilt es die Spreu vom Weizen trennen. Letztendlich ist es vor allem wichtig, seinem Herzen zu vertrauen bzw. vertrauen zu lernen, sich auf dem Weg zu machen und eben seine Erfahrungen zu machen. Alles, was dich zu mehr Bewusstheit führt, macht dich in spiritueller Hinsicht reicher. Und es ist wichtig, sich an keine Lehre – und sei sie noch so wahr – zu klammern, denn diese Lehre steht zwischen dir und der Wirklichkeit. Sie ist ein weiteres Foto auf deinem Panoramafenster. Wenn die Lehre für dich zu einer esoterischen Theorie wird, deren Inhalt du nicht fühlen und leben kannst, wird auch eine"wahre Lehre" zur „irreführenden Lehre".

Unfähigkeit einen stabilen geistigen Zustand zu erreichen, bzw. ihn immer wieder zu verlieren

Vielleicht kennst du diesen Zustand des Eins sein mit Allem schon mehr oder weniger aus deiner Praxis. Manchmal fallen wir sogar buchstäblich zufällig in diesen Zustand. Viele von uns können schon etwas damit anfangen, mit dieser Verbundenheit, mit diesem Quellbewusstsein. Leider erstreckt sich dieses Bewusstsein bei den Meisten noch nicht auf den Alltag. Das letzte Hindernis beschreibt diesen Umstand, dass wir entweder diesen Weg zu dieser Verbundenheit erst gar nicht finden und/oder der Sog des Alltagsbewusstseins so mächtig ist, dass wir keine stabile Grundlage erreichen können, wie wir diese Verbundenheit von Dauer spüren können. Das was wir suchen, ist aber schon die ganze Zeit da. Wir erkennen es nur nicht oder vertrauen unserer „Wahr-nehmung" nicht über den Weg.

Wir können diese acht Hindernisse an vier Arten von Anzeichen erkennen, die auf sie hinweisen: Angst und Niedergeschlagenheit als körperliche und innere Unruhe und unregelmäßige Atmung als geistige Merkmale. (1.31)

Depressionen und die Angst vor dem Leben haben sich in den letzten Jahren regelrecht epidemieartig ausgebreitet. Die Praxen der Psychiater sind voll und Psychopharmaka sind mittlerweile Standard bei Groß und Klein. Die Atmung der Menschen, die unter psychischen Beschwerden leiden, ist nicht mehr im Fluss, sie ist oberflächlich, abgehackt und zittrig. Wer findet heutzutage noch die Ruhe, die wir mehr oder weniger alle herbeisehnen? Diese Symptome auf der Ebene von Körper und Geist werden auf unserem Lebensweg immer wieder auftauchen, wenn wir keine Lösung finden.

Jeder von uns wird bei eingehender Selbstbeobachtung wahrscheinlich mehrere dieser Hindernisse auf seinem Weg entdecken. Im ersten Schritt machst du dir all das bewusst. Im weiteren Verlauf geht es darum zu Üben, also dich immer wieder auf ein möglichst bewusstes Leben auszurichten. Wir befinden uns ja alle schon irgendwo auf dem Yogaweg. Wir benötigen keinen Bulldozer, der die Hindernisse aus dem Weg räumt. Wir versuchen auch nicht mehr oder minder elegant herum zu manövrieren. Wir schulen stattdessen unser Bewusstsein und wir üben Yoga und die Hindernisse werden sich nach und nach im Licht der Sonne auflösen und transformieren.

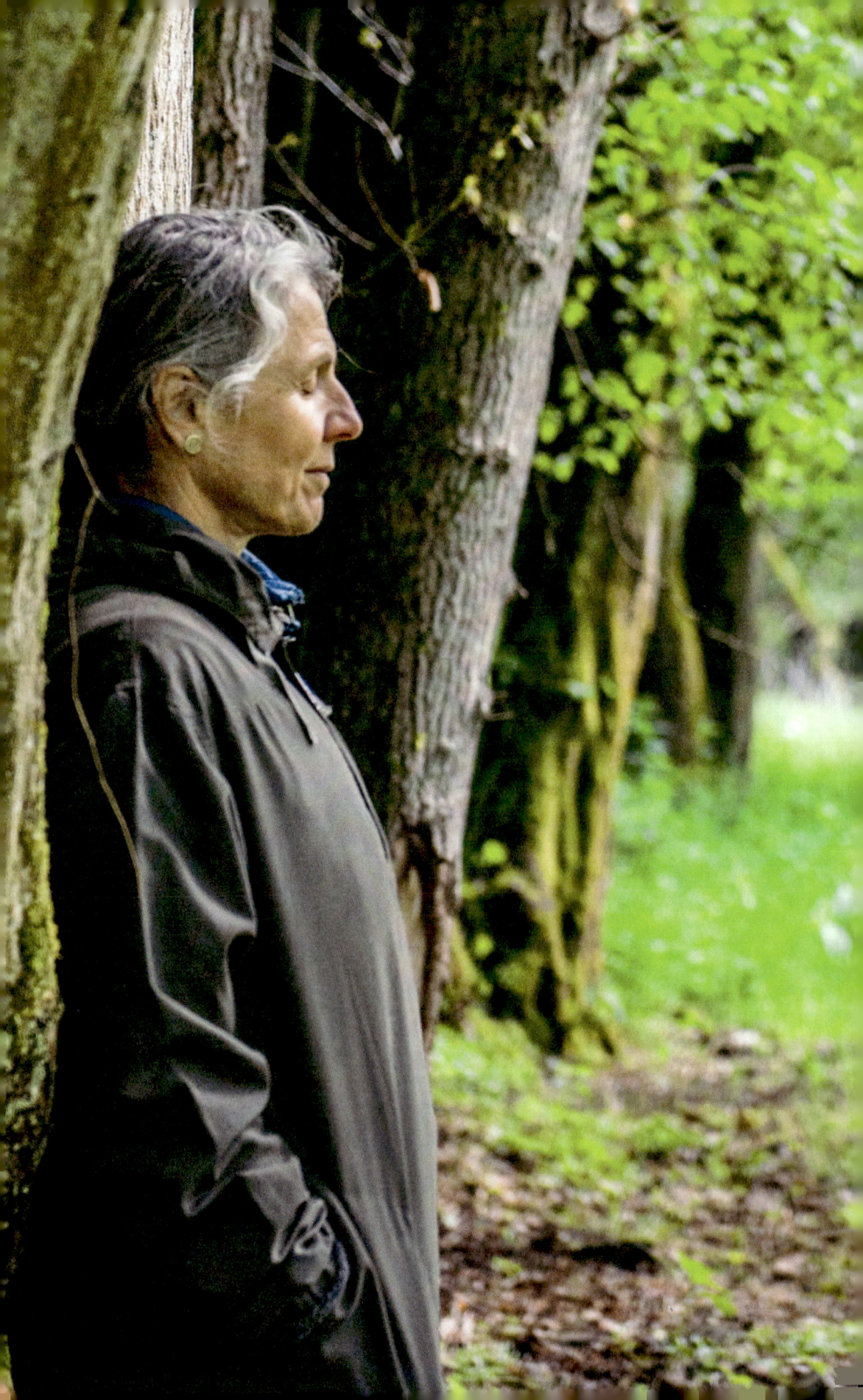

„Berührt mich das Licht, so habe ich ihm schon geantwortet, indem ich sichtbar geworden bin (...).“ [20]

Andreas Weber

5. Pratyahara: Ausrichtung auf die Quelle über die Sinne

Landläufig wird Pratyahara als Rückzug der Sinne gedeutet. Man könnte nun meinen, es geht darum, die Sinne irgendwie „auszuschalten", damit wir nicht mehr abgelenkt werden. Das Gegenteil ist der Fall, Pratyahara ist eine sehr sinnliche Erfahrung. Wir versuchen nicht die Sinne irgendwo hinzu lenken oder auszublenden, sondern mit all unseren Sinnen in dieser Erfahrung des Jetzt zu baden. Dazu erlaubst du es dir, so viel wie möglich von der Wirklichkeit über die Sinne wahr zu nehmen. Idealerweise bewegen wir uns dafür jedoch nicht gerade in einem Umfeld, was sehr reiz überflutet ist. Du kennst sicherlich die Geschichten von Yogis, die sich für ihre Praxis in die Abgeschiedenheit einer Höhle in den Himalaya zurückgezogen haben. Teilweise verbringen diese Menschen viele Jahre in dieser Abgeschiedenheit und Versenkung. Es ist der Versuch sich auf das Wesentliche zu besinnen, ohne eine grobe und permanente Ablenkung über die Sinne. Für die meisten von uns stellt der Umzug in eine einsame Höhle in den Bergen keine wirkliche Alternative dar, daher würde ich dir wieder den Wald für deine Übungen empfehlen. Du brauchst dich für Pratyahara nicht von der Welt abschotten, vielmehr dienen deine Sinneseindrücke in einem bewusst gewählten, natürlichen Umfeld als Brücke, um tiefer in die Quelle eintauchen zu können. Im Wald kannst unendlich viel wahr nehmen, ohne, dass sich ein Eindruck allzu sehr in den Vordergrund spielen möchte (zumindest dann, wenn nicht gerade in der Nähe fleißige Baumfäller am Werk sind).

Wir besinnen uns beim Pratyahara also auf die feine Wahrnehmung über die Sinnesorgane. Was dann geschieht, könnte man als Rückkehr dorthin, von „wo du gekommen bist", beschreiben. Du näherst dich also deiner Quelle immer mehr an. Eine andere Umschreibung für Pratyahara ist Urwahrnehmung: also so, wie die Menschen ihre Welt früher wahrgenommen haben. In dieser Form der Wahrnehmung verlierst du allmählich das Interesse an Dingen deiner Außenwelt (ohne sie auszublenden) und machst dich mehr und mehr mit deiner Innenwelt vertraut. Die Energie, die bisher eher nach außen floss, lenkst du zunehmend nach Innen. Pratyahara ist die Brücke vom Außen in dein Innerstes. Für Patanjali erlangst du so

... die Meisterschaft über deine Sinne. (2.55)

Der stete Gedankenfluss kommt immer mehr zur Ruhe. Du erlebst dich nicht mehr als Spielball der unterschiedlichen Eindrücke, sondern richtest dich zunehmend gezielt und mit freier Wahl mit deinen Sinnen auf die Wahrnehmung der Welt aus. Du kannst die Resonanz der Eindrücke in deinem Inneren fühlen. Nicht mehr deren verstandesmäßige Interpretation steht im Vordergrund, sondern das bloße Beobachten. Die Sinneseindrücke ziehen dich nicht mehr von dir weg. Du bist unabhängig davon, du bist frei. Du kannst natürlich weiterhin darauf reagieren. Vielleicht sogar schneller, klarer und zielgerichteter, etwa, wenn dich ein Gefahrensignal erreicht.

Das, was du nun über deine Sinne wahrnimmst, hat immer mehr mit der Wirklichkeit, mit der Wahrheit, zu tun. Es ist zudem so ein Gefühl, als ob deine Sinneseindrücke in Pratyahara über eine feine Membran veredelt werden. Was dann dabei bei dir ankommt, ist feiner, qualitativ edler und intensiver. Aufdringlichere Sinneseindrücke, die dich bisher aus deiner Ruhe gebracht haben, vermögen dies nicht mehr, wenn du in Pratyahara eingetaucht bist. Das Gegenteil ist sogar möglich und du kannst auf äußerliche Unruhe paradox reagieren: du wirst innerlich ruhiger, gelassener und zentrierter. Der Grund dafür ist, dass sich dein Widerstand gegen die Wirklichkeit aufgelöst hat: du bist nicht mehr dagegen, du nimmst einfach nur wahr.

Es gibt noch ein Anzeichen dafür, dass du nun mehr in dir wohnst: Die Ausrichtung auf deine Innenwelt führt dazu, dass du allmählich keine Fragen mehr hast. Der Zustand der Kontemplation ist die Antwort auf all deine Fragen. Was vorher deinen Verstand auf Trab gehalten hat, hat nun an Relevanz verloren. Du bist der Meister deines Körpers!

Die Kraft des Sehens

Du kennst sicherlich folgende Situation: In weiter Ferne hast du eine dir bekannte Person entdeckt. In dem Moment, wo du mit ihr in einen Augenkontakt gekommen bist, weißt du unmittelbar, dass auch sie dich gesehen hat, obwohl die Entfernung so groß ist, dass du es eigentlich trotz Adleraugen nicht sehen konntest. Das ist die Kraft des Augenblicks. Über die Augen strahlen wir enorm viel Energie aus, die wir auch noch über weite Entfernungen wahr nehmen können. Gleichzeitig können wir über unsere Augen Energie aufnehmen. Die Augen sind also Sender und Empfänger zugleich. Wir tun gut daran, unserer Sehkraft etwas mehr Aufmerksamkeit zu schenken. Neuere wissenschaftliche Untersuchungen gehen davon aus, dass das epidemieartige Auftreten von Sehbehinderungen, vor allem Kurzsichtigkeit, mit dem Fehlen von Sonnenlicht in Verbindung gebracht werden kann. Kinder, die ausreichend Zeit zum Spielen in der freien Natur haben, erkranken signifikant weniger an Kurzsichtigkeit.

Die Kraft des Sehens nach innen ziehen

Lege oder setze dich in einer bequemen Haltung an einen sonnenbeschienen Platz in der Natur. Achte jedoch darauf, dass du, wenn du gleich mit geschlossenen Augen die Übung beginnst, nicht von der Sonne geblendet wirst. Wähle also am besten eine Tageszeit, wo du das Gefühl hast, von der Sonne genährt, anstatt geblendet zu werden. Schließe sanft die Augen, nimm die angenehme Wärme auf deiner Haut, deinem Gesicht und deinen Augenlidern wahr. Werde äußerlich und innerlich von Atemzug zu Atemzug ruhiger. Spüre die Druckverhältnisse in deinen Augäpfeln und versuche diese möglichst genau wahr zu nehmen. Was siehst du hinter geschlossen Augen im Sonnenlicht? Landläufig wird angenommen, dass wir nichts mehr sehen, wenn wir die Augen schließen. Das ist nicht wahr. Abhängig vom einstrahlenden Licht über die Augenlider und der feinen Ausrichtung darauf, können wir Helligkeit, Lichtpunkte, unterschiedliche Farben, Flimmern oder zumindest einen Grauschimmer wahrnehmen.

Richte nun deine Aufmerksamkeit auf den Punkt zwischen deinen Augenbrauen. Es ist der gleiche Punkt, an dem die Inderinnen sich einen roten Punkt aufmalen oder aufkleben. Dieser Punkt wird auch als das 3. Auge bezeichnet. Versuche im wärmenden Sonnenlicht dein 3. Auge als Energiezentrum wahr zu nehmen. Druckgefühl, Vibrieren, Pulsieren oder eine verstärkte Wärme sind mögliche Sensationen an dieser Stelle. Wenn du das Gefühl hast, so etwas in der Art dort wahr zu nehmen, dann versuche mal diese Energie an einen Punkt in der Mitte deines Kopfes zu ziehen. Dort befindet sich deine Zirbeldrüse. Die Zirbeldrüse ist eine Hormondrüse, die für die Ausschüttung von Melatonin verantwortlich ist. Was fühlst du, was nimmst du wahr, wenn du die Kraft des Sehens dort hin ziehst? Wie hat sich nun der Energiefluss in deinem Körper verändert? Kannst du das Kräftespiel des Sehens nun in deinem Inneren wahr nehmen? Das ist Pratyahara, der Rückzug der Sinne von Außen nach Innen, hier am Beispiel Sehen.

Wenn dir das nicht auf Anhieb gelingt, oder du den Punkt zwischen deinen Augenbrauen nicht stabil wahrnehmen kannst, dann benötigst du einfach etwas mehr Übung. Genieße stattdessen bzw. in jedem Fall diese Ruhe in der Natur und die wärmenden Strahlen im Sonnenlicht!

Die Stille hören

Unser Alltag ist durch viele laute Geräusche geprägt. Viele sehnen sich nach mehr Ruhe und meinen damit unter anderem, dass der Lärm des Alltags endlich Ruhe gibt. Manchmal sind es auch die eigenen Gedanken, die so viel Lärm und Unruhe verbreiten. Doch das Hören lässt sich nicht einfach mechanisch ausschalten.

Finde stattdessen einen schönen Platz in der Natur, wo du dich in Shavasana auf den Boden legst oder an einen Baum lehnst. Mache dich erst mal mit den Begebenheiten des Platzes vertraut. Spüre deinen Körper im Kontext der Elemente um dich herum. Wenn du dich wohl und sicher fühlst, schließe die Augen und versuche los zu lassen. Beobachte, wie allein dein Loslassen und deine Gelassenheit zu mehr Ruhe in Körper und Geist führen. Welche Geräusche kannst du um dich herum wahr nehmen? Versuche alles zu hören, was es zu hören gibt: die leisen und die lauten Geräusche, ohne den einzelnen Tönen eine Wertigkeit zu geben. Lass dann die unterschiedliche Töne und Geräusche durch dich hindurch schweben, als wärst du ohne Form und es gäbe in dir keinen Widerhall. Erlebe dich ganz durchlässig für jedes noch so kleine Geräusch. Achte dann speziell auf die Stille zwischen den Geräuschen und auch in den Geräuschen. Kannst du fühlen, dass die Stille vollkommen unabhängig davon ist, ob Geräusche da sind oder nicht, dass Stille nichts mit der „Abwesenheit von Geräuschen" zu tun hat? Kannst du wahrnehmen, wie dich die Stille immer weiter in die Präsenz führt? Was ist mit den Geräuschen, die dein Körper macht, beispielsweise über deine Atmung? Kannst du das sanfte Ein- und Ausströmen deiner Atemluft hören und auch hier die Stille wahr nehmen? In der Mitte deines Kopfes wirst du wahrscheinlich eine Art Tinnitus-Rauschen bzw. Fiepen wahrnehmen. Das ist ganz normal und einfach Ausdruck deiner feineren Ausrichtung deines Hörsinns. Tauche immer weiter ein, in diese Präsenz, in diese Ruhe. Entscheide selbst, wann es Zeit ist, die Augen zu öffnen und wieder in die Bewegung zu kommen.

Die Natürlichkeit fühlen,

Jeder Gang in den Wald bringt dich automatisch mehr mit deiner Natürlichkeit in Verbindung. Nun liegt es an dir, wie bewusst du das tatsächlich wahr nimmst und mehr und mehr als wichtigen Bestandteil für dein Leben integrierst. Versuche also bei jedem Waldspaziergang deinen Körper zu spüren und wie es sich anfühlt, sich durch die Natur zu bewegen. Das kommt dir vielleicht ganz selbstverständlich vor; ist es aber nicht: Wie viele Menschen joggen täglich durch den Wald und bekommen so gut wie gar nichts von sich oder ihrer Umgebung mit? Finde einen geeigneten Platz in der Natur und nimm eine bequeme Körperhaltung ein. Wenn du nun die Augen schließt und deinen Fokus auf deinen Körper richtest, was spürst du? Gibt es eine Sensation in deinem Körper, die dich ganz in den Bann zieht, oder spürst du gleich ganz in-differenziert das Fließen in deinem Körper? Versuche in deiner Körperwahrnehmung immer feiner zu werden. Vielleicht kannst du das Fließen nun auch als Vibration oder Schauer in deinem Körper wahrnehmen? Dein Gefühlszentrum befindet sich wahrscheinlich in der Mitte deiner Brust, in deinem energetischen Herzen, wo sich die Thymusdrüse befindet. Richte deine Gefühlswahrnehmung nun ganz auf diesen Bereich aus. Was fühlst du dort? Wie nimmst du dich an dieser Stelle wahr? Du kommst dir über diesen Bereich selber ganz nah. Das bist du! Versuche mal ganz in diesem Bereich präsent zu sein und nicht gleich wieder weiter gehen zu wollen. Genieße das Fließen, das Pulsieren und deine Lebendigkeit, die du an diesem Ort besonders intensiv spüren kannst.

Natürlich kann es passieren, dass deine Aufmerksamkeit in der Natur durch ein Insekt, was beispielsweise über deine Haut krabbelt, während der Übung eingenommen wird. Es ist wichtig, dass du in solchen Fällen nicht ärgerlich wirst und die Übung in der Natur in Frage stellst. Nimm dies vielmehr zum Anlass genau hinzu spüren, wie etwa die Ameise über deine Haut läuft und welche Sensationen es in dir hervorruft. Du kannst dieses Insekt auch nutzen, noch tiefer einzutauchen bzw. deutlicher mitzubekommen, wie leicht es dich fortzieht und die Konzentration die Weite deiner Körperwahrnehmung einengt. In diesem „Mitbekommen" hast du nun die Möglichkeit anwesend zu bleiben, den Körper als Einheit und das Insekt wahrzunehmen. Wenn das Insekt deinen Körper wieder verlassen hast, schau mal nach, wie sich dein Körpergefühl nun wieder verändert hat? Tauchen vielleicht in dem Zusammenhang irgendwelche Emotionen auf, wie Erleichterung oder Enttäuschung? Oder kannst du die Wirklichkeit einfach nur wahrnehmen, ohne die Situation zu bewerten und nachzusinnen? Erinnere dich an das fünfte Yama, Aparigraha: Nicht-Anhaften.

Mach die Übung mit dem Fühlen deiner Natürlichkeit so oft und so lange, du möchtest. Im Laufe der Zeit wird es dir immer besser gelingen, in die Natürlichkeit einzutauchen. Für deine yogische Entwicklung ist es sehr hilfreich, wenn du deinen Körper immer weiter für diese Natürlichkeit sensibilisierst.

Die Waldwirklichkeit riechen und schmecken

Als die Menschen sich noch aus dem Wald ernährt haben, waren deren Geruchs- und Geschmackssinn sicherlich noch ganz anders ausgeprägt, als dies bei den Menschen heutzutage der Fall ist. Anstatt natürliche Vielfalt zu riechen, umgeben sich die meisten Menschen heutzutage mit künstlichen Parfums, reinigen sich und ihr Haus mit Produkten der Chemieindustrie und glauben ihr Mittagsmenü mit künstlichen Geschmacksverstärkern wäre gesund, weil es lecker schmeckt. Speziell unser Geruchs- und Geschmackssinn wird in unserem Alltag immer wieder aufs Neue komplett überstrapaziert. Wie wohltuend ist dagegen ein Bad im Wald! Vielleicht hast du schon vom Waldbaden gehört und seinen gesundheitsfördernde Wirkungen auf Körper und Geist? [21]

Wenn du das nächste Mal in den Wald gehst, dann versuch mal ganz bewusst dir die einzelnen Gerüche auf der Zunge zergehen zu lassen. Wahrscheinlich benötigst du, wie wir alle erst mal etwas Zeit, um überhaupt wieder „riechen zu können". Gegenüber der künstlichen Welt, sind die natürlichen Gerüche nämlich erst mal viel unscheinbarer und unaufdringlicher. Erlaube dir also erst einmal einfach durch den Wald zu schlendern und das pulsierende Leben riechender Weise wahr zu nehmen. Vielleicht sprießt an an einer Stelle irgendwo ein Heilkraut, das du zweifelsfrei bestimmen kannst und an dessen Geschmack du dich laben möchtest? Auch dieses Kraut lässt sich von dir erst einmal riechen und vielleicht durch längeres Kauen in seinen verschiedenen Geschmacksnuancen ganz individuell wahrnehmen. Finde dann wieder einen schönen, vielleicht sonnenbeschienenen Platz, an dem es dir leicht fällt, zu verweilen und du die Reise wieder nach innen antreten möchtest. Setze dich in bequemer Haltung oder lege dich auf den Rücken und schließe deine Augen. Achte auf deinen Körper und deine Atmung. Atme bewusst und öffne dich gegenüber den Gerüchen deiner unmittelbaren Umgebung. Versuche nun mal mit deinem ganzen Körper zu atmen und mit jeder einzelnen Zelle den Geruch des Waldes ganz in dich aufzusaugen. Es geht nicht darum, dass du einzelne Gerüche von einander unterscheiden kannst, bzw. den einzelnen Gerüchen eine Wertigkeit zu geben. Nimm einfach nur wahr: Den Geruch der Erde, der Luft, der Vegetation. Nimm so ein Waldbad und fühle, dass du mit den Urhebern der einzelnen Gerüche nun eine Verbindung eingehst. Nimm auch wahr, wenn es Momente gibt, an denen du scheinbar überhaupt nichts riechen kannst. Es ist ein Spiel mit deinem Geruchssinn. Nimm es nicht so ernst. Spielerisch komme dir und dem Wald dadurch immer näher.

Entscheide selbst, wann es Zeit ist wieder in die Bewegung zu kommen und die Augen zu öffnen.

Deine Quelle der Kraft ist genau hier, nicht dort und schon gar nicht morgen

Wir sind es gewohnt, unser Leben im Kontext von Zeit zu leben. Das, was wir unsere eigene Identität nennen, ist das, was wir in der Vergangenheit erlebt, erfahren und irgendwie verinnerlicht haben. Das, wofür wir in der Regel leben, ist eine Projektion dieser Identität auf eine Zukunft hin. Wir sehen uns also beispielsweise, wie wir etwas Schönes kaufen, in den Urlaub fahren, oder den geeigneten Partner finden. Die meisten Menschen sehen darin ihren Lebenssinn und leben in dieser Weise. Meistens ist dann das, was wir erleben, mehr oder weniger eine Reproduktion dessen, was wir schon mal erlebt haben, vor allem dann, wenn wir schon etwas älter sind. Begleitet wird dieses Leben in der Zeit häufig durch negativ bewertete Emotionen in Bezug auf unseren Lebensalltag: Etwa, dass wir uns für irgendetwas schuldig fühlen, Scham empfinden, Groll gegenüber Jemanden haben, oder Langeweile empfinden, da alles nur als Abklatsch des Gewohnten erscheint. So halten wir an den Geschehnissen der Vergangenheit fest. Wenn wir Angst empfinden, mit sorgenvoller Miene durchs Leben marschieren oder wieder mal gestresst sind, sind wir emotional mit der Zeitqualität der Zukunft verbunden, die eben nur eine Wiederholung der Vergangenheit mit einer gewissen anderen Einfärbung ist. Was in diesem ganz gewöhnlichen, oft vorkommenden Lebensalltag, den ich hier skizziert habe fehlt, ist die Wahrnehmung der Gegenwart. *Jetzt genau hier, in dieser Verbundenheit findet Yoga statt. (1.1)* Das erste Sutra von Patanjali betont die Wichtigkeit der Gegenwärtigkeit. Wir können überhaupt nur im Hier und Jetzt Yoga üben. Erinnere dich, was Yoga bedeutet: Anbindung, Wiedererkennen, Ausrichten, Eintauchen, der Gang zur Quelle und eben jene Verbundenheit. Wäre all dies möglich ohne die Kraft der Gegenwart? Nein. Yoga lebt von diesem Tiefgang, dem Eintauchen in die Vertikale. Das Verständnis für Yoga in der zeitlich horizontalen Ausrichtung zu suchen, würde bedeuten, du praktizierst Yoga, um letztendlich ein Ziel in der Zukunft zu erreichen. Also zum Beispiel, um Erlösung von deinem Leiden zu finden, erleuchtet zu werden und so weiter. Du hegst die Hoffnung, dass durch deine Praxis alles besser wird, eines Tages. Sich darüber zu grämen, dass du deine Ziele noch nicht erreicht hast, würde bedeuten, an der Vergangenheit festzuhalten.

Eng verknüpft ist die Kraft des Augenblicks mit dem Ort, an dem du dich gerade befindest. Du benötigst kein Yogastudio, keinen abgeschieden Ort, keine Räucherstäbchen und keine teure Yogakleidung, um Yoga praktizieren zu können. Selbstredend ist es natürlich schön, wenn du in so einem Umfeld praktizieren kannst, aber die Örtlichkeit bzw. die Accessoires sind keine Voraussetzung dafür.

Auch in Bezug auf das Hier dient uns das Bild der vertikalen Ausrichtung. In der Praxis verwurzelst du dich mit der Erde, die dich trägt. Die Erde ist die große Mutter Natur, auch wenn du gerade in deiner Wohnung bist. Energetisch bist du mit dieser Erde verbunden, sogar tief verwurzelt. Das Wort „Natur" leitet sich her von „natus", lat. „geboren". Und du bist nun hinein geboren in diese Form, in diesen Körper. Die Erde hat dich als Mensch hervorgebracht und nach deinem physischen Tod wird dein Körper wieder zu Staub, Asche oder Erde. Mutter Erde ist – wenn auch nur für eine gewisse Zeit – deine Heimat, dein Zuhause, dort befinden sich deine Wurzeln, auch wenn in deinem Pass ein ganz anderer Ort eingetragen ist. Kannst du hier und jetzt den Boden unter deine Füßen fühlen und spüren? Kannst du wahrnehmen, dass da eine Verbindung ist, mit der Erde, die dich trägt? Kannst du vielleicht in diesem Zusammenhang sogar erkennen, dass diese Verwurzelung dich wieder mit einer Qualität verbindet, die sich als „Zuhause ankommen" beschreiben ließe? Das wäre schön.

Deine Anbindung ist nämlich die Grundlage für deine Aufrichtung, für deine Aufrichtigkeit und damit deine Wahrhaftigkeit. Damit ist in seiner Ursprünglichkeit Satya, das zweite Yama, gemeint. In dem Moment, in dem du die Verbindung mit Mutter Erde spürst, kannst du auch die Kraft in deinem Körper spüren, wie sie aus deiner Basis, deinem Beckenboden vollkommen natürlich nach oben strömt. Diese Kraft richtet dich auf und diese nach oben strömende Energie drückt sich dann in deiner Körperhaltung aus. Kraft und Energie verlangen nach Ausdruck in deiner Körperhaltung und deiner Kreativität. Du möchtest dich nun ausdrücken, es geht gar nicht anders. Energetisch gesehen bekommst ein Gefühl von Weite, du dehnst dich aus, deine Ausstrahlung. Du beanspruchst einen gewissen Raum, bzw. trittst mit deinem Ausdruck in diesen Raum. In deiner Präsenz bekommst du ein Bewusstsein für den Raum um dich herum.

All dies geschieht gleichzeitig, hier und jetzt. Genau in diesem Moment, es könnte gar nicht an einem anderen Ort oder zu einer anderen Zeit geschehen. In der vertikalen Ebene bist du tief verwurzelt und dehnst dich nach oben hin aus, wie ein Baum, alles zur gleichen Zeit. Der Gang zur Quelle ist dann treffender ausgedrückt, ein Eintauchen, oder ein Versinken lassen in diese Quelle. Gang setzt nämlich immer Zeit voraus, eine Bewegung von einem Punkt zu einem anderen, selbst wenn der Gang nur sehr kurz ist und vielleicht nur aus einem Schritt besteht. Möchtest du jetzt, hier eintauchen? Möchtest du aufhören zu warten, dass dieses Gefühl von Verbundenheit, nach dem du dich sehnst, sich irgendwann einstellt? Kannst du fühlen, dass bereits jetzt alles da ist, was für dieses Gefühl der Anbindung notwendig ist?

Nur im Jetzt nimmst du dich wahr und kannst dich selbst verwirklichen, … (1.3)

sagt Patanjali weiter.

Wer bist du eigentlich? Bist du nur das, was du im Spiegel sehen kannst? Oder gibt es vielleicht etwas, was für deine physischen Augen unsichtbar ist, aber trotzdem da ist? Gibt es noch mehr an dir, als diesen Körper, den du sehen, hören, fühlen, schmecken und riechen kannst? Kannst du vielleicht erahnen, dass es etwas geben könnte, das dir den Lebenshauch eingeblasen hat und dein Herz schlagen lässt? Offensichtlich ist dies für unsere Augen unsichtbar. Es ist also etwas Formloses, was als Keim oder Quelle für das Lebendige angesehen werden kann. Und trotzdem hat es Substanz, weil es mit einer stillen und feinen Ausrichtung von uns stets wahrgenommen werden kann. Im Yoga wird dies als *Purusha* bezeichnet. Wörtlich übersetzt, bedeutet Purusha, was in dir wohnt. Alles andere, die Materie, die Körper, die beseelt werden, sind *Prakriti*. Das ist die Natur, die Schöpfung, wie sie von uns allgegenwärtig wahrgenommen wird. Wenn Patanjali sagt, dass du dich nur im Jetzt wahrnehmen kannst, dann meint er mit „Ich" Purusha, die Kraft, die hinter dem Leben steht und dich beseelt. Dafür gibt es im Kontext der verschiedenen spirituellen Konzepte natürlich auch andere Umschreibungen, wie „das Göttliche", „Essenz" oder „Buddha-Natur".

Yoga lehrt dich, dir selbst zu begegnen, dich selbst zu erkennen. Und dies möglichst ungeschminkt, ohne den ganzen Ballast, den ganzen Tamtam, den wir so mit uns herum tragen. In der Praxis des Yoga nehmen wir uns immer feiner wahr. Wir schauen hinter die Kulissen, die wir uns geschaffen haben, um uns vermeintlich vor etwas zu schützen oder abschirmen zu können. Dann können wir genau jetzt eintauchen, diese Einheit wahrnehmen und erkennen, wer oder was wir tatsächlich sind.

Ich ist die Quelle, ist die Essenz. Eintauchen, versinken lassen, bereiten, loslassen, das ist die grundlegende Praxis von Yoga.

Wenn du dies über einen längeren Zeitraum übst, dann wird deine Anbindung zu einer stabilen Grundlage und zu einer Selbstverständlichkeit in deinem Leben. (1.14)

Hier bringt Patanjali wieder die Zeitqualität ins Spiel. Wenngleich der Tiefgang keine Zeit kostet, bzw. überhaupt nur in diesem Augenblick möglich ist, so macht es dennoch Sinn das Eintauchen mit Hingabe über eine längere Zeit zu üben. Denn genauso unmittelbar wie du in die Tiefe sinken kannst, findest du dich in der Regel wieder an der Oberfläche wieder. Der Sog deiner mentalen Muster ist sehr stark. Der formhafte Aspekt deiner Präsenz ist unglaublich Aufmerksamkeit ziehend und manipulativ. Deswegen kannst du dich, solange du in diesem physischen Körper bist, nie zurücklehnen und dich auf deinen spirituellen Lorbeeren ausruhen. Samadhi, das sanfte Schweben ist das, was dich erwartet, wie wir noch ausführlicher sehen werden, wenn du dich wieder an das große Ganze anbindest. Damit dies zu einer stabilen Grundlage wird, gilt es, sich so oft, wie möglich zu bereiten und auf deine Präsenz auszurichten. Also vereinfacht ausgedrückt, das Fließen in deinem Körper wahrzunehmen und dabei immer stiller und feiner in deiner Wahrnehmung zu werden. Ein Zeichen, dass du dich auf dem richtigen Weg befindest, ist laut Patanjali, dass

... du immer weniger Gefallen an sichtbaren und hörbaren Dingen findest. (1.15)

Du suchst dein Glück also weniger in Konsumgütern. Stattdessen erfüllt dich dieser spirituelle Tiefgang mit einer Glückseligkeit, die dir materielle Güter niemals geben können. Der Sog deiner mentalen Muster, die dich ansonsten auf Trab halten, kommt allmählich zur Ruhe. Sie haben keine Macht mehr über dich. Du kannst sie in der Fülle des Augenblicks in deinem Bewusstsein mit aller Klarheit erkennen, was sie wirklich sind, eben Muster. All dies hat nichts mit deiner wahren Natur zu tun. Doch was ist eigentlich deine wahre Natur und wie kannst du ihr noch näher kommen?

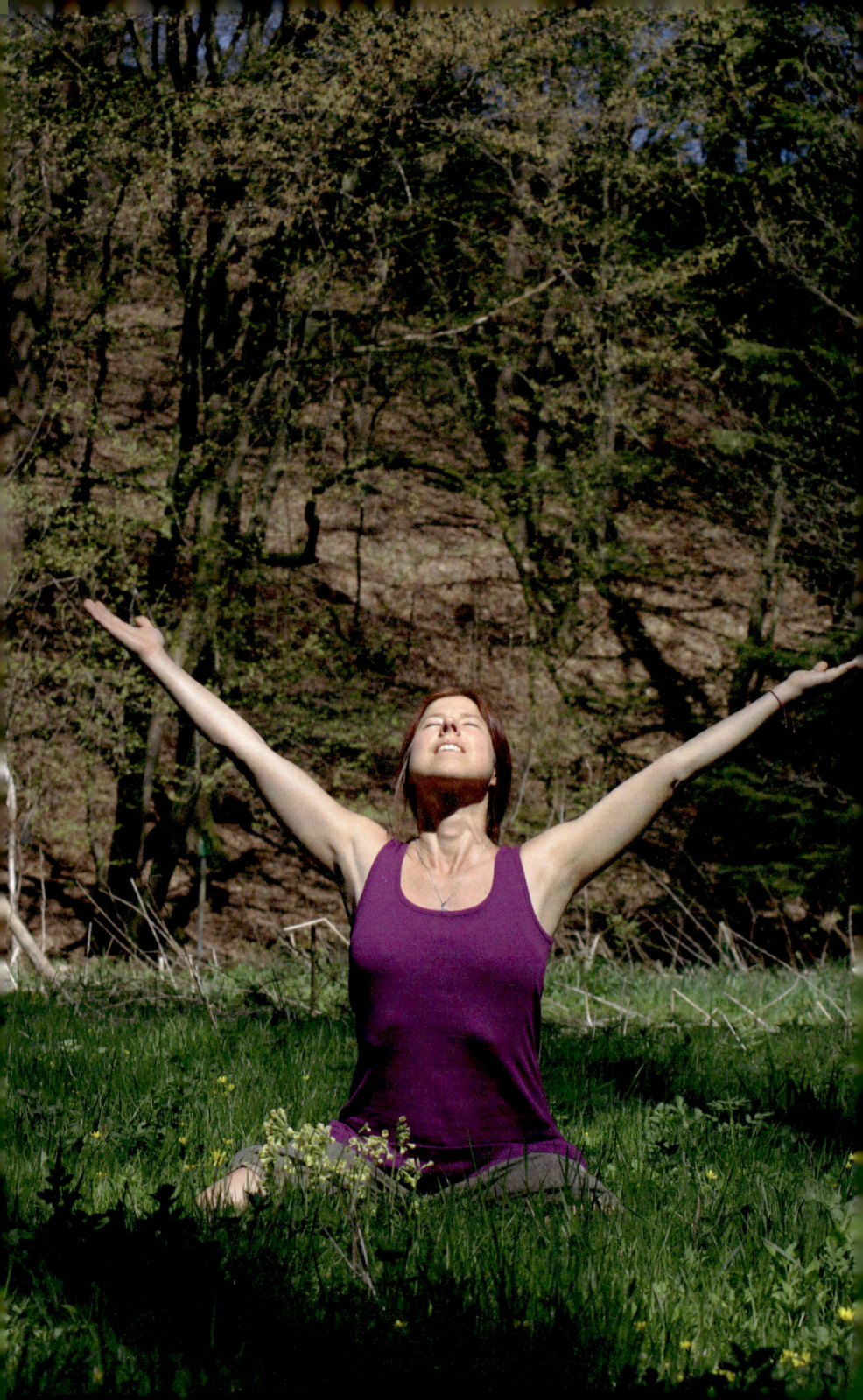

„I am a mirror, and my life ist nothing but a reflection on my Consciousness."[22]

Swami Shantananda

6. Dharana: Die Quelle im Morgenlicht

Das Morgenlicht ist besonders gut dafür geeignet einen klaren Blick auf die Welt zu bekommen. Du bist wach und von der letzten Nacht ausgeruht. Ein neuer Tag beginnt. Alles erscheint in einem neuen Licht, riecht und schmeckt wieder neu und frisch. Das Abenteuer Leben geht weiter. Gerade jetzt, wenn dein Yogaweg immer feiner wird, benötigst du diese Klarheit neben deiner Sehnsucht und der Leidenschaft, weiter gehen zu wollen. Typischerweise wirst du ansonsten oft in Gedanken abdriften oder einschlafen. Dies ist Ausdruck für die Unruhe in deinem Geist.

Wenn du über die Übungen des Pratyahara den Weg zu dir gefunden hast, steht nun das Verweilen und das tiefere Eintauchen, in der Regel in bestimmte Körperregionen, in dir an. Dort, wo du in deinem Körper angekommen bist, bleibst du erst mal und lässt dich durch nichts davon abbringen. Dharana wird landläufig als Konzentration übersetzt. In der wortwörtlichen Übersetzung bedeutet es ganz einfach: das Fließen. Beispielsweise in deinen Energiezentren lässt du dich immer tiefer sinken und nimmst den Energiefluss dort war. Dharana ist dann ein Spiel mit den Energien, indem sich Blockaden lösen können und der Fluss in deinem Körper zunehmend zum Leben erwacht. Der flüchtige Blick war vielleicht noch gestern genug, nun willst du es genauer wissen. Du richtest deinen ganzen Fokus auf den Punkt, wo es dich hinzieht und beobachtest, was dabei geschieht. Wie ein Laserpointer, der zielgerichtet sein Ziel fokussiert und beleuchtet. In der Konzentration erblüht der Punkt klarer, heller und reichhaltiger in seiner spezifischen Qualität. Eine treffende Übersetzung für Dharana wäre also auch Illuminieren oder Erhellen. In dieser Erleuchtung geschieht nun so etwas völlig Neues: Du erfährst die Qualität des fokussierten Objektes auf eine ganz unmittelbare, unverbrauchte, edlere, reine und intensivere Art und Weise. Du bist Hebamme und Gebärende in diesem Prozess zugleich. Du tauchst in den Punkt, versinkst ganz darin und gebierst seine ganze Schönheit. Dharana ist durchdrungen von Kreativität und Schöpferenergie. Dieses punktuelle Versinken ist ein wechselseitiger Prozess: Objekt und Subjekt sind in einem fortlaufenden Dialog miteinander.

Du gestattest dir auch immer mal wieder eine kleinen, sanften Schritt zurück, um die ganze Komplexität dieser Schönheit wahrzunehmen. Du legst Schicht für Schicht frei und der Punkt oder die Region kann sich, wie von einem erfrischenden Sommerregen gereinigt, immer mehr von seiner besten Seite zeigen. Gleichzeitig nimmst du unmittelbar wahr, was das mit dir, deinem Körper und deinem Geist macht. Du bist so ein selbst beobachtender Zeuge deines Bewusstseins. Du näherst dich also dieser Verbundenheit, die Yoga dir verspricht, immer mehr an.

Worin du nun eintauchen magst, ist zweitrangig: Du kannst diese Schönheit aus allen Dingen heraus gebären. Ich mache dir wieder ein paar Vorschläge. Falls du beim Üben bemerkst, dass du den Fokus in den Übungen noch nicht wirklich halten kannst, beschäftige dich erst mal noch mehr mit den anderen Strahlen der Sonne: Asana, Pranayama und Pratyahara.

Die Schönheit einer Blume im Morgenlicht

Das Morgenlicht ist, wie oben angedeutet, mit sehr viel Klarheit gesegnet. Im Frühling, an einem schönen klaren Morgen, gehe in deinen Garten oder in den Wald. Nachdem du dich in die Natürlichkeit deiner Umgebung eingeschwungen hast, schau mal, ob es dich zu einer bestimmten Blume oder Blüte eines Baumes zieht, in die du ganz eintauchen möchtest. Nimm vor der Blüte deiner Wahl eine bequeme, stille und feine Haltung ein. Betrachte die Blüte so, als ob du zum ersten Mal in deinem Leben eine Blüte zu sehen bekommst, neugierig, aufrichtig und achtsam.

Welche Farben kannst du in den Blütenblättern erkennen? Wie heben sich die einzelnen Elemente der Blüte; also Narbe, Griffel, Fruchtknoten und Kelchblatt voneinander ab? Welches Farbenspiel kannst du jeweils darin erkennen? Woran erinnert dich der Duft der Blüte? Nimm nun die Kraft deines Augenblicks ganz bewusst ein Stück zurück, vielleicht in die Mitte der Strecke zwischen dir und der Blüte. Achte auf das Fließen in dir und den Lebensfluss, den du in der Blüte wahrnimmst. Kontempliere eine Weile darüber. Was hat sich durch dieses Zurücknehmen in der Beziehung zur Pflanze verändert? Fühlst du dich ihr gegenüber genauso verbunden, oder gar mehr oder weniger? Kannst du wahrnehmen, ob sich die Blüte dir gegenüber in ihrer Schönheit noch mehr öffnet, wenn du sie ganz ohne Absicht betrachtest und mit ihr im Dialog bist? Bitte phantasiere an dieser Stelle nichts. Nimm einfach nur wahr und wenn du das ein oder andere von mir Vorgeschlagene nicht wahrnehmen kannst, dann ist das nicht weiter schlimm! Vielleicht möchtest du auch mal zwischendurch die Augen schließen und versuchen der Schönheit der Blüte in deinem Inneren gewahr zu werden? Was ist anders in deiner Begegnung mit dem Pflanzenwesen, wenn du die Augen geschlossen hältst? Vielleicht nimmst du an dieser Stelle ihren Duft noch intensiver wahr? Das Pflanzenwesen, oder die Pflanzendeva, wie sie auch genannt wird, ist im Vergleich zur äußeren Form von feinstofflicher Natur. Du hast an dieser Stelle die Möglichkeit auch deiner eigenen Feinstofflichkeit, also deiner Essenz, näher zu kommen. Was bedeutet das für dich? Kannst du das spüren? Du bist ganz bewusst in die Beziehung zu einer Blüte deiner Wahl eingetaucht, kannst du dich nun ganz in ihrer Schönheit wiederfinden? Kann sie ein Spiegel für deine Natürlichkeit sein? Und kannst du wahrnehmen, dass du genauso schön bist und vielleicht für die Pflanze oder den Baum den gleichen Stellenwert bekommst, wenn du dich so unaufdringlich und unvoreingenommen der Blüte näherst und sie betrachtest? Sie ist wie ein Spiegel und wenn dein Bewusstsein rein und ohne Wertung ist, kann die Blüte im Kontakt mit dir nichts anderes als reine Schönheit gebären.

Die Zirbeldrüse: Das erweiterte Bewusstsein

Die Zirbeldrüse, auch Epiphyse genannt, ist eine 6–8 mm große Hormondrüse im Gehirn. Sie produziert das Hormon Melatonin, das unseren Schlaf- und Wachrhythmus reguliert und einen Stoff namens DMT, der für die bewusstseinserweiternde Funktion der Epiphyse verantwortlich gemacht wird. Gleichzeitig besteht eine feinstoffliche Verbindung zum sogenannten 3. Auge, auch als Ajna Chakra bekannt. Wähle für das Eintauchen in deine Zirbeldrüse ein bequeme Haltung in der Natur, an einem einem Ort, wo du dich ganz sicher fühlst. Schließe deine Augen und versuche nun erst mal deinen Körper zu spüren und das Fließen wahrzunehmen. Wenn du hierfür eine stabile Grundlage hast und nicht mehr in Gedanken abdriftest, fühle mal den Punkt zwischen deinen Augenbrauen. Was kannst du an diesem Punkt empfinden: Wärme, Pulsieren, Druck oder etwas ganz anderes? Versuche auch diese Sensation stabil wahrzunehmen. Wie bei der Übung: „Die Kraft des Sehens nach innen ziehen", machst du nun den Brückenschlag von deinem 3. Auge zur Zirbeldrüse in die Mitte deines Kopfes. Versuche dich in die Wahrnehmung deiner Hormondrüse versinken zu lassen. An dieser Stelle können Bilder vor deinem geistigen Auge entstehen. Hier befindest du dich ganz im Zentrum deines visionären Sehens.

Spüre nun, wie sich die Kraft des Fließens in deinem Körper verstärkt. Genauso, wie im Versinken in die Schönheit einer Blüte, benötigst du deine ganze Präsenz für die Entfaltung der Kraft des Augenblicks. Hast du einmal beobachtet, wie sich die Blüte einer Nachtkerze in der Abenddämmerung öffnet? Zunächst geht ein Vibrieren und Pulsieren durch die ganze Pflanze, bevor sich die Blüte in seiner ganzen Schönheit innerhalb kurzer Zeit vollkommen öffnet. So stelle ich mir gerne bildlich das Öffnen des 3. Auges vor. Wenn es an der Zeit ist, öffne deine physischen Augen, ohne dass du den Fokus auf die Zirbeldrüse verlierst. Du integrierst nun deine innere Wahrnehmung mit der Wahrnehmung der Außenwelt. Genauso, wie du der fließenden Kraft in deinem Inneren gewahr bist, nimmst du nun die Geräusche der Natur und die Qualität deiner Umgebung wahr. Schau im de-fokussierten Blick, das heißt du fokussierst und penetrierst nicht, was du siehst, sondern du nimmst einfach alles um dich wahr, ohne dem eine Bewertung zu geben. Nimm diese Schönheit wahr, diese Reinheit, diese Klarheit und diesen Frieden.

Das Feine und Edle in deiner Blase

In dieser Übung lernst du dein Swadhisthana Chakra näher kennen. Stelle sicher, dass du vor Beginn der Übung deine Blase entleert hast. Andernfalls wirst du mit halbvoller oder gar voller Blase keine Ruhe finden können.

Komme in eine bequeme Haltung an einem dir gewohnten und sicheren Platz in der Natur. Nachdem du die Augen geschlossen hast, lass innerlich los. Lass dich in die Erde sinken und fühle dich verwurzelt. Nimm deinen Körper ganz still und fein wahr. Achte auf deine natürliche Atmung. Mit jeder Ausatmung tauche tiefer in das Gewahrsein deiner Blasenregion ein. Zelebriere nun deine Ausatmung und lass deine Atemluft versiegen. Speziell in der Ausatmung verbinde dich mit dem Energiezentrum. Werde dadurch in deiner

Wahrnehmung immer feiner. Was nimmst du wahr, wenn du deiner Blasenregion die volle Aufmerksamkeit schenkst? Dieser Bereich repräsentiert deine sexuelle Energie und deine Lebenskraft im Allgemeinen. Mach dir dies einmal voll bewusst, während du versuchst tiefer in diesen Punkt einzutauchen. Lass dir Zeit.

Gleichzeitig nimm die Geräusche deiner Umgebung wahr. Bewerte nichts, nimm einfach nur wahr. Lass dann die Geräusche durch dich hindurch strömen, als wärst du ohne Form. So kannst du jedes feine Geräusch wahrnehmen, egal ob du selbst das Geräusch hervorgebracht hast oder die Natur im Außen.

Die Qualität des Energiezentrums ist fein, edel, ehrlich und intensiv. Hier kommst du dir besonders nah. Kannst du das spüren? Möchtest du dich auf diese Weise näher kennenlernen? Lass los, lass dich sinken und nimm dich so vollkommen ungeschminkt wahr.

Wenn es Zeit ist wieder aufzutauchen, öffne die Augen und beginne mit kleinen und feinen Bewegungen deines Körpers. Spüre deine Aufrichtigkeit und Lebenskraft in den Bewegungen.

Die Weisheit deines Herzens

Vielleicht bist du auf deinem spirituellen Weg an einem Punkt, an dem dir sprichwörtlich das Herz aufgeht, wenn du in deine innere und äußere Natur eintauchst. Dann sind dir die Emotionen: Liebe, Freude, Glückseligkeit, Harmonie und Mitgefühl bereits vertraut. Aufgrund dieser Erfahrung spricht man auch von der Weisheit des Herzens.

Um dein Herz-Chakra weiter zu öffnen, schwinge dich wieder in die lebendige Natur um dich herum ein. Finde einen Platz und nimm eine bequeme Haltung ein. Schließe die Augen und richte dich auf dein Herz aus. Unterstütze das Eintauchen mit deiner Einatmung in dein Herzzentrum. Das gibt dir das Gefühl von Weite, Ausdehnung und Freiheit, das ist für eine Öffnung deines Herzens essentiell.

Was nimmst du wahr, wenn du dein Herz spürst? Wo genau zieht es dich hin? Nimmst du erst mal einfach nur dein Herzklopfen wahr? Dann bist mehr bei deinem physischen Herz. Oder spürst du die Wärmequelle, das Glühen, also deine Leidenschaft; dein energetisches Herz? Versuche mal tiefer in dein energetisches Herz in die Mitte deiner Brust einzutauchen und dieses Gefühl von Glühen weiter auszudehnen. Sei nun wieder Hebamme und Gebärende zugleich. Kannst du diese Schönheit des Augenblicks wahrnehmen, die mit diesem Prozess der Öffnung einher geht? Verweile in diesem Gefühl und versuche es mit deiner Einatmung immer weiter auszudehnen. Wenn du dies stabil wahrnehmen kannst, versuche dich dann bewusst aus diesem Zentrum heraus mit der Herzqualität deiner natürlichen Umgebung zu verbinden. Was fühlst du? Um es mit Patanjalis Worten auszudrücken:

Glühend betrachte dich selbst und spüre die Verbindung zu allem und Jedem. (2.1)

Bevor du nun versuchst dich mit allem und jeden zu verbinden, verbinde dich als Zwischenschritt mit etwas oder jemanden, dem du vertraust. Es kann dein Freund sein oder beispielsweise die Amsel, die gerade ein schönes Konzert für die belebte Natur um sie herum gibt. Was berührt dich, wenn du Patanjalis Worte auf dich wirken lässt? Lass los, versuche immer mehr in diese Weisheit einzutauchen und diese Verbindungen zu spüren.

Wenn du dieser Verbindung noch nicht recht traust, kann es passieren, dass sich dein Herz wieder verschließt oder aber sich erst gar nicht öffnen kann. In dieser Unsicherheit suchst du dann ganz automatisch nach dem dir Gewohnten und Vertrauten, was oft nichts mit einem offenen Herzen zu tun hat. Eine echte Begegnung mit deinem Herzchakra setzt also Vertrauen voraus. Versuche mal zunehmend erstens dich zu trauen, dein Herz sowohl dir, als auch den Anderen gegenüber zu öffnen und zweitens dem zu vertrauen, was du dann mit deinem

Herzen erfährst, also diese Schönheit, diese Liebe und diese Glückseligkeit. Dein Herz ist ein Gefühlsorgan. Im feinen Fühlen erlebst du dich, die „Anderen", deine natürliche Umgebung und natürlich diese Verbundenheit.

„Hier mein Geheimnis. Es ist ganz einfach: man sieht nur mit dem Herzen gut. Das Wesentliche ist für die Augen unsichtbar."[23]

Antoine de Saint-Exupery

Man glüht nur mit dem Herzen gut

Zweifelsohne stellt unser Herz ein Schlüsselorgan dar. Etwas hat dir irgendwann das Leben eingehaucht und dein Herz zum Schlagen gebracht. Und so schlägt dein Herz mit einer beharrlichen Regelmäßigkeit bis zu deinem physischen Tod. Die meisten Menschen spüren ihr Herz in ihrem Alltag gar nicht. In der Regel spüren sie ihr Herz erst, wenn etwas damit nicht stimmt bzw. wenn sie auf ein Ereignis emotional reagieren. Im Verliebtsein bekommt das Herz einen besonders hohen Stellenwert.

Viele spirituelle Traditionen und Lehrer betonen, wie wichtig es ist mit einem offenen Herz durch das Leben zu gehen. Nur dann sind tiefgreifende Erfahrungen mit der eigenen Natur überhaupt erst möglich. Aber was heißt das überhaupt, ein offenes Herz? Ich meine, dass dies erst mal der Normalzustand ist, mit dem wir auf diese Welt kommen. Unser Herz ist in seinem Ursprung offen und wir begrüßen es mit ganzen Herzen, in diesem wunderschönen Körper inkarniert zu sein. Wir sind voller Tatendrang, gehen mit offenen Augen und Herzen diesem großen Abenteuer entgegen. Wie sollten wir die wichtigen Lektionen des Lebens lernen und verinnerlichen, wenn wir schon mit unserer Geburt dem Leben verschlossen und ängstlich gegenüber eingestellt wären?

Eine Entwicklung zu einer reifen, verantwortungsvollen Persönlichkeit wäre mit einer destruktiv abwartenden, verhaltenen Einstellung überhaupt nicht möglich. Das, was schließlich vielfach passiert, ist, dass unsere ursprüngliche Neugierde, unser Tatendrang, unsere Unvoreingenommenheit allem Lebendigen gegenüber im Laufe unserer Kindheit sukzessive unterdrückt und gekappt wird. Spätestens in der Schule bekommen wir vermittelt, dass in unserer Gesellschaft Leistung und Produktivität Priorität vor Spiel, Spaß, Kreativität und Müßiggang hat. Wir werden aus dem natürlichen Zustand des Fließens heraus gerissen. „Wenn man in der weißen Gesellschaft lebt, ist es das Schwierigste, einfach nur man selbst zu sein. (…) Und deshalb ist in der weißen Gesellschaft das bloße geboren Werden eine Unterdrückung. (…) Das Kind lernt, wenn es aufwächst, dass es unter dem Druck steht, jemand werden zu müssen."[24]

Die vordergründigen Folgen dieser seelischen Beschneidung von unserer Lebendigkeit sind Lähmung, Depression und Angst. Wir haben unser Herz verschlossen, und die Leidenschaft in unserem Herzen läuft seitdem auf Sparflamme. Wir haben uns von unserer ursprünglichen Natur abgeschnitten, wir haben fortan Angst verletzt zu werden und wir fühlen uns verwundbar. Almaas betont, dass wir als Menschen immer verwundbar sind, dass es unser natürlicher Zustand ist, ungeschützt zu sein. Denn „(…) unsere Verwundbarkeit macht (…) die Qualität unseres Menschseins aus. Es ist eine Herzqualität der Offenheit, der Sanftheit, die wir brauchen, um zu erkennen (…). Wenn wir diese Verwundbarkeit nicht erleben, können wir nicht wir selbst sein (…)."[25]

Es ist ein Prozess in dem wir wieder lernen müssen mit offenen Herzen in das Leben einzutauchen. Wenn wir tiefer in unser Dasein eintauchen, werden wir erfahren, dass es vollkommen natürlich ist, sich verwundbar zu zeigen. Die Natur lebt uns das in all seinen Facetten und seiner Schönheit allgegenwärtig vor. Natürlich ist eine Blüte mit seinen zarten Blütenblättern vollkommen verwundbar. Was würde passieren, wenn sie sich aus lauter Ängstlichkeit den Insekten gegenüber verschließen würde? Es liegt keine Tugend darin, sich verletzt zu fühlen, selbst, wenn dies bisher oft in unserem Leben geschehen ist. Der Baum, der Strauch und die Blume sind in ihrem Leben sicher schon vielfach verletzt worden: Etwa von einem Reh, welches die frischen Triebe abgefressen hat oder von dem unachtsamen Wanderer, der einfach alles platt getreten hat. Stellt die Pflanze deswegen ihr Blütenwachstum ein, zeigt sich kümmerlich und führt ein Schattendasein, damit sie nicht noch einmal getreten wird? Wohl kaum, sie macht einfach weiter, lamentiert nicht und lebt, wenn irgendwie möglich weiter ihre Bestimmung. Wenn wir uns als Teil dieser perfekten Natur erkennen, müssen wir lernen, dass wir uns komplett ungeschützt fühlen dürfen. Dann kann unser Herz wieder aufgehen, dann kann sich die Flamme der Leidenschaft in unserem Herzen wieder entzünden. Hätte der kleine Prinz auf seinen Reisen auch einen Yogi, anstatt einen Fuchs getroffen, dann hätte er vielleicht folgendes gelernt: Man glüht nur mit dem Herzen gut. Das Wesentliche ist mit einem freien Bewusstsein wahrnehmbar.

Glühend betrachte dich selbst und spüre die Verbindung mit allem und Jedem, (2.1)

… sagt Patanjali gleich zu Beginn in seinem 2. Buch. Siehe hierzu auch die Übung: Die Weisheit deines Herzens.

Der Weg des Yoga wird dich früher oder später an einen Punkt bringen, wo du genügend Sehnsucht in dir spürst, mit Hingabe Yoga übst, immer öfter dieses Verliebtsein in das Leben fühlst und bereits erkannt hast oder zumindest erahnen kannst, dass du nicht getrennt bist von der Quelle allen Lebens. Wenn du nun an diesem Punkt deiner Reise deine Körperwahrnehmung auf den Bereich zwischen deinem Herzen und deiner Magengrube ausrichtest, dann kannst du deine Leidenschaft mit dem Glühen in deinem Körper sehr deutlich wahrnehmen.

Vielleicht ist es erst mal nur eine Wärmequelle, die du dort wahrnehmen kannst und vielleicht fühlt sich das Glühen auch manchmal aufgrund seiner Klarheit irgendwie kühl an. In jedem Fall spürst du in diesem Bereich von Herz und Magen deine Lebendigkeit und deine Liebe zum Leben. Tapas ist das Wort im Yoga, das diesen Umstand des Glühens beschreibt. Dieses Glühen ist ein zutiefst transformatorischer Prozess. Stahl wird erzeugt indem Eisen zum wiederholten Mal zum Glühen gebracht wird und mit einem Hammer bearbeitet wird. Das Endprodukt Stahl hat gegenüber dem Ausgangsprodukt Eisen erheblich an Qualität gewonnen. Ähnlich verhält es sich mit dem Glühen in der Mitte deiner Brust. Die Flamme ist in der Lage dein „falsches Ich", was in erster Linie durch deine Ego-Aktivität Ausdruck findet, zu verbrennen und zu transformieren. Stattdessen tritt dein wahres Selbst immer mehr zu Tage. Diese Ich-Qualität ist reines Bewusstsein. Jetzt kannst du diese Verbindung mit allem und Jedem wahrnehmen. Das liegt daran, dass wir in unserem Kern alle von der selben Quelle aus gespeist werden. Die Schöpfung ist natürlich in ihrer Vielfalt unglaublich mannigfaltig und praktisch keine Zelle gleicht der anderen und doch sind wir miteinander eins.

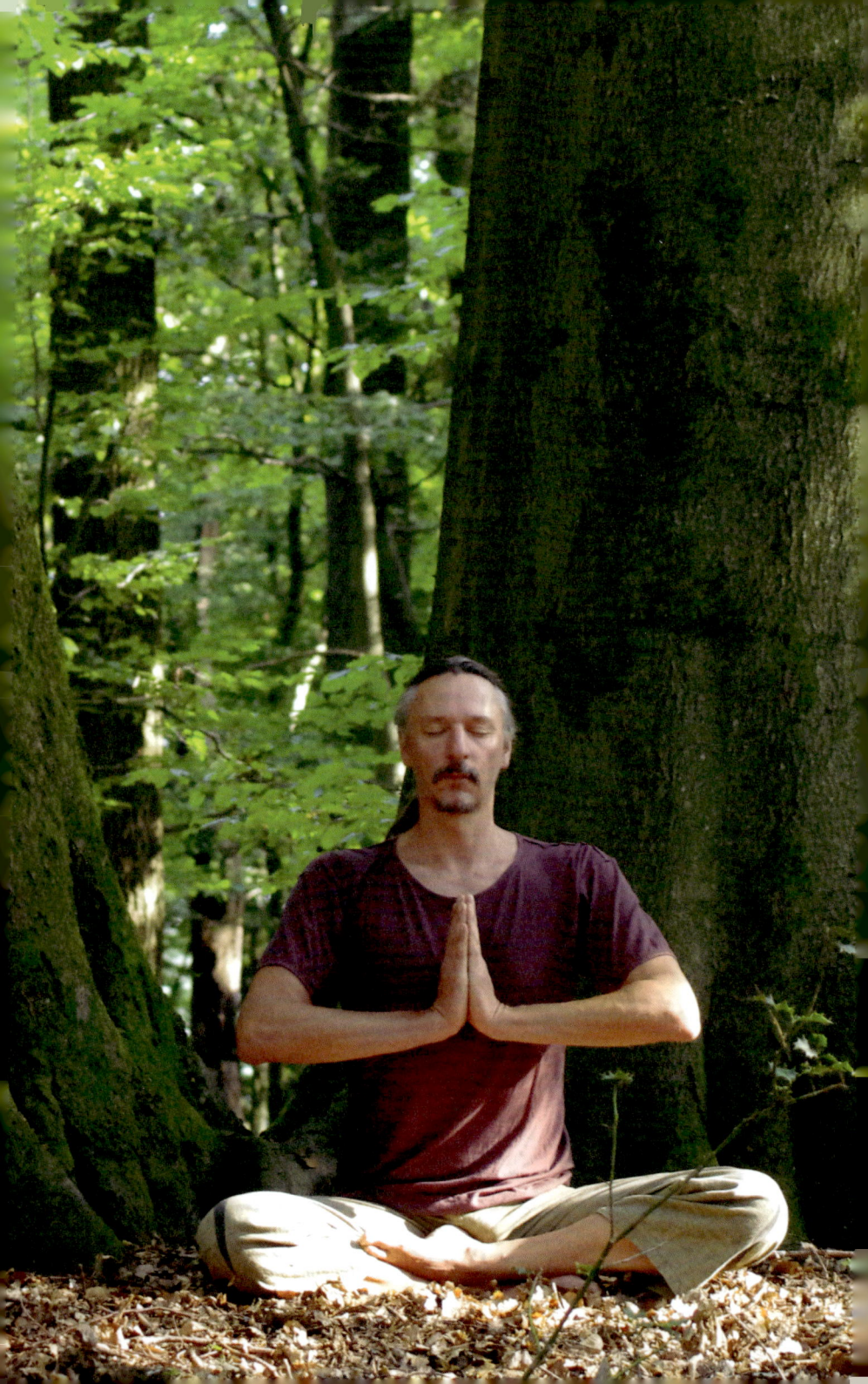

7. Dhyana:
Meditation — Das Bad in der Quelle

Meditation ist mittlerweile, wie Yoga selbst, recht populär geworden. Du wirst wahrscheinlich noch keinen Pratyahara-Kurs besucht haben, aber mit Meditation hast du sicher schon mehr oder weniger Kontakt gehabt, wenn du dich für Yoga im Allgemeinen interessierst. Vielleicht hast du schon mal ein 10-tägiges Vipassana-Retreat mitgemacht? Oder du kennst die aktiven Meditationen von Osho? Eventuell ist dir die transzendentale Meditation (TM) von Yogi Maharishi vertraut? Für manche Yogalehrer bedeutet Meditation sogar einfach nur „stilles Sitzen". In allen Beispielen werden jeweils Meditationstechniken gelehrt. Nun weißt du vielleicht immer noch nicht, was Meditation eigentlich bedeutet, ungeachtet, ob du schon die ein oder andere oben genannte Erfahrung mit den verschiedenen Techniken gemacht hast? Denn selbstverständlich bedeutet das Ausführen einer Technik noch lange nicht, dass du in Meditation bist.

Mit Pratyahara hast du den sinnlichen Brückenschlag in dein inneres Empfinden gemacht. Mit Dharana hast du es dir erlaubt, in ein Objekte deiner Wahl tief einzutauchen und die spezifische Qualität daraus zu gebären. In Dhyana unterteilst du die Welt nicht mehr in Objekte, in die du dich versinken lässt, sondern beziehst so viel, wie möglich von der belebten Natur in deine Praxis des Versinken lassen mit ein. Meditation bekommt dadurch einen viel ganzheitlicheren Charakter und du näherst dich dem allumfassenden Gefühl von Einheit und Einswerdung immer mehr an.

Patanjali sagt zu Meditation:
Richte dich ununterbrochen auf das Fließen deiner Quelle aus und dehne dieses Gefühl aus, indem du alles darin hinein führst. (3.2)

Du versinkst also ganz in diesen Bereich deiner Quelle, indem du jede Sinneserfahrung und generell jede feinstoffliche Erfahrung, die du jenseits deiner herkömmlichen Sinneserfahrung machst, in dich aufnimmst. Es ist ein Spiel mit den Elementen. Je größer deine Kapazität ist, die ganze Schöpfung in dich aufzunehmen, desto mehr tauchst du ein, in dieses Mysterium Meditation. Wie eine Blume, die sich ganz der Sonne gegenüber öffnet und als Antwort immer schöner strahlt. Du spürst, wie sich deine Lebendigkeit immer mehr ausdehnt. Du nimmst „ein Bad in der Quelle", genau so fühlt es sich nämlich an, wenn du in Dhyana eintauchst. Dhyana setzt in gewisser Hinsicht deine Erfahrungen mit Pratyahara und Dharana voraus. Also, dass du deine Sinne gleichzeitig und vollständig gebrauchen kannst und die Kapazität hast, den Fokus zu halten und nicht sofort in Gedankenwelten abdriftest, wenn es tiefer geht.

Eine weitere Umschreibung für Meditation ist „Ausloten oder Ausmessen des Bewusstseins". Es geht also um ein möglichst bewusstes Sein, genauer gesagt um dein Sein, um deine Essenz und um das Leben. Dass dies nicht getrennt ist von dem Sein der Anderen ist eine Erfahrung, die du in der Meditation machen kannst.

Trance wäre eine populäre Umschreibung, um die Haptik von Meditation zu verstehen bzw. zu fühlen. Trance leitet sich vom lateinischen *transire* ab, was soviel bedeutet, wie hinüber schreiten.[26]

Du bewegst dich in der Meditation in so einem Zwischenbereich in den du gleitest, ähnlich dem kurz vor dem Einschlafen. Aber Vorsicht: Weder Schlaf, noch Abdriften in eine Traum- oder Phantasiewelt haben etwas mit Meditation zu tun. Meditation setzt deine Präsenz, deine Wachheit und deine ganze Aufmerksamkeit voraus. Auch, wenn sich plötzlich alles so schwebend anfühlt, dies tut der Klarheit deiner Meditationserfahrung keinen Abbruch, im Gegenteil. Typischerweise wirst du wahrscheinlich öfter mal einschlafen, wenn du mit der Praxis der Meditation beginnst, vor allem dann, wenn du als Haltung

Shavasana gewählt hast. Vielleicht erscheint es dir ungewöhnlich in einer anderen Haltung als in einer aufrechten Sitzposition zu meditieren? Aber speziell, wenn du es nicht gewohnt bist, über längere Zeit aufrecht zu sitzen und bereits nach kurzer Zeit Rückenschmerzen bekommst, ist Shavasana eine willkommen Alternative.

Vielleicht erinnerst du dich, dass in der Kurzvorstellung von den acht Strahlen, Asana auch mit Meditationshaltung übersetzt wird. Das drückt zum Einen aus, dass Asanas als Vorbereitung für die Meditation gesehen werden. Und zum Anderen betont es die Körperlichkeit von Meditation. Um meditieren zu können, ist grundsätzlich eine gewisse körperliche Kraft und Energie notwendig, die wir unter anderen durch das Üben von Körperhaltungen erlangen. So habe ich die Erfahrung gemacht, dass Meditation im Anschluss an eine Asana- bzw. Pranayamapraxis eine ganz andere Tiefe bekommt.

Wähle für die Meditation einen Ort, an dem du dich sicher fühlst und ungestört bist.

Du kannst dich wahlweise auch an einen Baum setzen. Der Stamm in deinem Rücken kann dir ein Gefühl der Stärke und Aufrichtigkeit geben.

Nachfolgend beschreibe ich dir Wege, wie du in die Erfahrung von Meditation eintauchen kannst. Die bisher besten Erfahrungen habe ich mit der Ausrichtung auf die Elemente bzw., wie sollte es auch anders sein, mit dem Weg des Herzens gemacht.

Die Meditation der fünf Herzen (Pancha Hridaya)

Suche dir einen Platz in der Natur, wo du mindestens für 30 Minuten ungestört meditieren kannst. Komm in deine Meditationshaltung. Entscheide dich, ob du dich in Shavasana legen magst, oder in eine aufgerichtete Sitzposition kommen möchtest. Öffne dich gegenüber der Umgebung und nimm die Geräusche (Wind, Wasser, Tiere usw.) war. Versuche ganz still und fein in deiner Wahrnehmung zu werden, ganz natürlich.

Wenn du angekommen bist und dich wohl in der Haltung und an dem Platz in der Natur fühlst, schließe deine Augen. Achte nun auf deinen Körper. Wenn dir das zunächst schwer fällt und du sehr in Gedanken bist, achte als Zwischenschritt auf deine Atmung. Beobachte einfach den Atemstrom, wie er kommt und wie er geht. Dies führt dich in deinen Körper. Achte auf das Fließen in deinem Körper. Bist du hier und jetzt vollkommen anwesend?

Richte dich dann auf die beiden Energiezentren genau in der Mitte deiner Handinnenflächen aus. Wenn es dir schwer fällt, beide Punkte gleichzeitig wahrzunehmen, richte dich erst mal auf die eine Seite aus und und wenn du diese stabil wahrnehmen kannst, wechsle zur anderen. Versuche die Qualitäten dieser Handpunkte wahrzunehmen. Vielleicht kannst du eine Art Pulsieren dort fühlen, vielleicht aber auch Druck oder einfach eine Wärmequelle. Versuche beide Seiten gleichermaßen wahrzunehmen. Nachdem du dich eingehend mit der Handinnenfläche beschäftigt hast, richte deinen Fokus auf die beiden Energiezentren genau in der Mitte deiner Fußsohle. Auch hier, wenn es dir schwer fällt beide gleichzeitig wahrzunehmen, komme erst zur einen und dann zur anderen Seite. In dem Energiepunkt an deiner Fußsohle wirst du wahrscheinlich ähnliche Qualitäten, wie in deiner Handinnenfläche fühlen können: Pulsieren, Vibrieren, Fließen, Druckgefühl oder einfach eine Wärmequelle. Sei im Versuch, eine stabile Wahrnehmung der Energie dort auszumachen, ohne dass du deine Vorstellung hierfür bemühst. Versuche dann, die Fußpunkte und die Handpunkte gleichzeitig wahrzunehmen. Damit bekommst du schon ein intensiveres Gefühl für den Raum, der dich umgibt. Vielleicht stellt sich auch ein Gefühl des Schwebens ein. Dies ist ein Ausdruck dafür, das du tiefer in deine Körperwahrnehmung gekommen bist. Nach einer gewissen Zeit der Kontemplation, richte dich auf dein energetisches Herz, die Thymusdrüse, in der Mitte deiner Brust aus. Versuche, auch hier die Qualität dieser Herzenergie wahrzunehmen. Ist dein Herz offen und kannst du die Flamme in der Mitte deiner Brust wahrnehmen? Wenn du die Wärmequelle fühlen kannst, probiere mal diese über deinen ganzen Brustkorb auszudehnen. Kannst du dein Herz für diesen Ort in der Natur, an dem du dich gerade befindest und für die beseelten Wesen in deiner Umgebung öffnen? Versuche so viel, wie möglich der äußeren Natur um dich herum in dein Herz zu führen. Lass dir dafür Zeit. Nimm dann dein Herz gleichermaßen mit den Punkten in der Hand und am Fuß wahr. Spürst du diese Einheit und die Verbindung zu der pulsierenden Natur um dich herum? Gib dich ganz dieser Empfindung der Verbundenheit hin.

Entscheide selbst, wann es Zeit ist, in die Bewegung zu kommen und die Augen wieder zu öffnen.

Pancha Hridaya, zu deutsch fünf Herzen, ist eine Meditation, die in die Wahrnehmung von Verbundenheit, Einheit, Öffnung und Weite führt. Es gibt in deinem Körper insgesamt 108 Energiezentren, sogenannte Marmas. Diese sind über Energieleitbahnen, die Nadis, miteinander verbunden und sorgen für den feinstofflichen Energieausgleich in deinem Körper. Fünf Marmapunkte lernst du bei dieser Meditation genauer kennen. Die Hand- und Fußpunkte heißen Tala Hridaya und sind den Elementen Wasser und Feuer zugeordnet, deswegen kannst du auch dort dieses Vibrieren, Pulsieren oder eine Wärmequelle wahrnehmen. Das energetische Herz in der Mitte deiner Brust ist Hridaya und entspricht dem Element Feuer, das ist die Flamme deiner Leidenschaft für das Leben, die da brennt. Mit den Fußpunkten bist du in Kontakt mit der Erde, der dich trägt. Mit den Handpunkten berührst du die Welt, um dich herum und lässt dich berühren. Mit deinem Herzen öffnest du dich der ganzen Schöpfung. Alle fünf Punkte zusammen geben dir das Gefühl in tiefer Verbindung zu sein mit allem, was ist.

Die Meditation der 5 Elemente

Sei an einem Platz in der Natur, wo du dich geborgen fühlst und in die Wahrnehmung der Elemente kommen möchtest. Vielleicht hast du schon einen Platz gefunden, wo du regelmäßig meditierst. Es ist sehr hilfreich, um tiefer in die Meditation eintauchen zu können, regelmäßig am selben Ort zu üben. Deine Praxis hat sich dann an diesem Ort verankert und es wird dir leichter fallen, dich auf die Tiefe der Meditation auszurichten.

Die Elemente Erde, Wasser, Feuer, Luft und Äther sind überall gegenwärtig. Sie sind der Stoff aus dem alle Dinge gemacht sind. Das Element Äther ist die Brücke zum Formlosen, es ist der Raum, der den anderen Elementen zur Verfügung steht, um sich in ihren unzähligen Schöpfungsformen verwirklichen zu können.

Komm in deine Meditationshaltung. Richte dich gerade aus, egal ob du liegst, oder sitzt. Schau dich um und betrachte all die Formen und Farben. Versuche möglichst, den Dingen keinen Namen zu geben. Betrachte alles einfach so, wie es sich gerade darstellt, ohne Bewertung, wie schön oder weniger schön. Lass mal die Geschichten, die du mit den wahrgenommenen Dingen verbindest, außen vor. Betrachte alles ganz unverbindlich, ganz neu und unverbraucht.

Schließe dann deine Augen und richte dich auf die Wahrnehmung deines Körpers aus. Schau mal, ob du das Fließen in deinem Körper wahrnehmen kannst. Vielleicht kannst du das Fließen erst mal an bestimmten Punkten in deinem Körper wahrnehmen. Fokussiere dich darauf. Sei im weiteren Verlauf im Versuch, den Energiefluss in deinem Körper möglichst an vielen Stellen wahrzunehmen. Das Fließen in deinem Körper entspricht dem Element Wasser. Unser aller Körper besteht in erster Linie aus Wasser. Du spürst dieses Fließen und weißt unmittelbar, dass du im Fluss des Lebens bist.

Atme dann mehrmals hintereinander entspannt aus. Die Ausatmung lässt dich „tiefer sinken", und du kannst dich nun mit der Erde unter dir verbinden. Spüre die Schwerkraft, spüre deine Wurzeln. In diesem „Sinken Lassen" kommst du ganz an diesem Ort an. Du brauchst gar nicht deine Fantasie bemühen. In dem Moment, wenn du das Vertrauen hast, ganz los zu lassen, spürst du diese Verbindung mit Mutter Erde, mit deiner Heimat, mit deinen Wurzeln. Fühlt sich dies vielleicht so an, wie nach Hause zu kommen?

In deiner Einatmung, kannst du die die Ausdehnung, die Weite wahrnehmen. Dies entspricht dem Element Luft. Mit jeder Einatmung spürst die Ausdehnung in deinem Brustkorb nach oben und zur Seite. Dies richtet dich auf, egal, ob du liegst oder sitzt. Diese Aufrichtung ist deine Wahrhaftigkeit. Jetzt zeigt sich in der Aufrichtung deine Kraft und deine ganze Schönheit. Spüre, dass sich die Grenzen langsam verwischen. Du bist weit mehr, als nur dein Körper. Jetzt können die Energien in deinem Körper frei fließen. Mit jedem Atemzug und der Verbindung, mit der Erde, die dich trägt, richtest du dich in deiner Intensität weiter auf.

Nun achte auf dein Gefühlszentrum in der Mitte deines Körpers. Dies befindet sich im Bereich Herz und Magengrube. Hier nimmst du deine Feuerqualität war. In diesem Glühen liegt deine Leidenschaft, deine Lust am Leben. Vielleicht spürst du das Glühen zunächst erst mal als leichte Wärmequelle in diesem Bereich. Schau mal, ob du dich mit deinem Herzen dem Leben gegenüber öffnen kannst. Wenn dir sprichwörtlich das Herz aufgeht, wenn du dich in der Natur bewegst, dann weißt du bereits, wovon ich hier spreche. Sich mit offenen Herzen durch das Leben zu bewegen, setzt Vertrauen voraus. Kannst du dich dem Leben gegenüber anvertrauen? Dann stellt sich dieses Glühen von ganz alleine in der Mitte deiner Brust ein, und plötzlich kann es geschehen, dass du dich immer wieder aufs Neue verliebst: In deinen Partner, in deine Kinder, in den Schmetterling auf der Frühlingsblüte – in das Leben selbst.

Der nächste Schritt, den du nun tust, ist der Eintritt in den Raum, der dich umgibt. Das Element Äther hat keine Qualität, die du unmittelbar über deine Sinnesorgane wahrnehmen kannst. Je mehr du dich auf dieses Spiel mit den Elementen einlassen kannst, desto mehr wirst du erkennen, dass du über den Raum die Verbundenheit mit allen Elementen um dich herum spüren kannst. In deiner Übung verfolgst du weiter dieses Loslassen und Nicht-Anhaften. Es ist nur ein kleiner Schritt, den du machst, um das Formlose wahrnehmen zu können. Es ist mehr ein Einlassen auf das, was gerade geschieht, weniger ein Tun. Die Grenzen zwischen Ich und dem Anderen lösen sich immer mehr auf. Kannst du nun, wo sich immer mehr diese Ablösung von den formhaften Dingen vollzieht, das Gefühl von Einheit wahrnehmen? Entscheide selbst, wie lange du in deiner Quelle baden möchtest und wann es Zeit ist, die Augen wieder zu öffnen und in die Bewegung zu kommen.

Eins werden mit dem Wald, deinem Zuhause

Grundlage für diese Meditation ist deine regelmäßige Übungspraxis mit den Elementen. Du wirst feststellen, dass es dir zunehmend leichter fällt, die Elemente in deinem Körperbewusstsein wahrzunehmen. Vielleicht richtet sich irgendwann deine Körperwahrnehmung unmittelbar auf alle Elemente aus, sobald du in Meditation gehst. Wann immer es dir allerdings schwer fällt, geh einen Schritt nach dem anderen, wie oben beschrieben.

Komm also in die Meditation mit den fünf Elementen: Fließen … tiefer sinken … sanftes Schweben … Glühen und das sanfte Eintreten in den Raum. Versuche damit eine stabile Grundlage zu bekommen und die Elemente dahingehend fortlaufend auszutarieren, dass du sie stets alle gleichzeitig wahrnehmen kannst. Immer, wenn du ein Element „verlierst", versuche dich wieder darauf auszurichten, ohne die anderen außer Acht zu lassen. Das setzt beharrliches Üben voraus und im Laufe der Zeit wird es dir immer leichter fallen die Elemente in ihrer Ausprägung in deinem Körper wahrzunehmen. Gleichzeitig erinnere dich, dass du letztendlich eben keine Zeit benötigst, sondern lediglich die Kraft des Augenblicks, deine ganze Präsens. Mit dieser Präsenz entwickelst du immer mehr ein Gefühl für den Raum, der dich umgibt. Und dieses Raumbewusstsein ist essentiell, wenn du diese Verbindung zu allem und jedem spüren möchtest. Die Körperregion, die für das Senden und Empfangen vor allem wichtig ist, ist deine Magengrube. Hier stellst du deinen Sender und Empfänger immer wieder aus Neue, auf Still und Fein ein. In der Stille spürst du deine Kraft, in der Ausrichtung auf das Feine spielst du mit deren Intensität. Nimm wahr, dass dies ein wechselseitiger Prozess ist. Erst dann kannst du diese Verbundenheit tatsächlich wahrnehmen. Senden, ausdehnen, wahrnehmen, empfangen, loslassen und eintauchen. Nimm dir erst mal einzelne „Formen" vor, mit denen du in die Verbundenheit gehst und übst. Das Objekt, mit dem du dich verbindest, muss auch nicht in der Nähe sein: Es kann dein Partner zuhause sein, genauso wieder Baum, an dem du dich gerade anlehnst oder die Ameise, die gerade über deine Haut krabbelt. Experimentiere und fühle dich immer mehr verbunden mit allem und jedem. Führe alles, was du erfährst, in dich hinein und dehne es in deinem Bewusstsein aus. Dann lösen sich die Grenzen langsam auf. Dann kannst du langsam davon ein Ahnung bekommen, was es bedeutet, wenn im Yoga davon gesprochen wird, dass der Andere du bist, bzw. dass es keinen Anderen gibt. In der Essenz bist du der Andere. Es gibt nichts mehr, was dich davon trennt. Du bist nun Zuhause, bei deiner Quelle, ganz angekommen. Der Wald, dein Zuhause, das bist du!

Im goldenen Licht der Sonne

Wie fühlt sich das an: Zuhause anzukommen?

Um etwas, wie dies feiner fühlen zu können und sich davon berühren lassen, schließen wir in der Regel die Augen und richten unsere Aufmerksamkeit mehr nach innen. Ralph Skuban erklärt in einem seiner Bücher, dass „das Augen schließen" vom Altgriechischen abgeleitet ist und die selbe Wurzel hat, wie das Wort „Mystik". [27]

Wir werden also zum Mystiker, wenn wir den Yogaweg konsequent weiter verfolgen. Es geht um etwas Geheimnisvolles, etwas, das wir mit unserem rationalen Bewusstsein nicht erfassen können. Die Kraft des Sehens nach innen zu richten, ist ein großes Tor in die Meditation und damit in die mystische Selbsterfahrung. Wenn wir die Augen schließen und nach innen gehen, richten wir uns immer wieder neu auf die Erfahrung der Wirklichkeit aus. Patanjali beschreibt, das, was in dir wohnt an mehreren Stellen, auch als den „Seher". Indem wir den Blick nach innen richten, richten wir uns darauf aus, dem, „der das Sehen hervorgebracht hat", näher zu kommen. Sehen bedeutet hier in erster Linie Erkennen. Erkenntnis bietet keinen Spielraum mehr für Interpretationen. Du bist – ganz einfach, ganz natürlich – und du erkennst dich in einem allumfassenden klaren Licht. Noch mehr, es ist die Erkenntnis, dass du das Licht selbst bist.

Nur weil wir die Augen schließen, hört das Sehen natürlich nicht auf. Die Kraft des Sehens bleibt immer erhalten. Im Sehen steckt enorm viel Energie. Unsere Augen sind Sender und Empfänger zur gleichen Zeit. In einem fortlaufenden natürlichen Kreislauf tauschen wir unsere Energie mit der beseelten Welt um uns herum. Geben und Nehmen ist im Idealfall in einem ausgewogenen homöostatischen Gleichgewicht. „Wenn Shiva seine Augen öffnet, dann beginnt das Universum zu existieren." [28]

Wenn wir die Augen öffnen und den Blick in die Welt richten, hat das etwas zutiefst Schöpferisches und Kreatives. Nicht umsonst gelten die Augen als Spiegel der Seele. In ihnen spiegelt sich dein Bewusstsein und im Augenaufschlag greifst du schöpferisch in die Welt ein. Die Augen lügen nicht. Sie sind der Zugang zu deinem Innersten. Du kennst sicher die Strahlkraft der Augen, wenn du einem Menschen in die Augen schaust, der sprichwörtlich von einer Sache ganz beseelt ist. Gleichzeitig ist dieses Strahlen sehr ansteckend und wird auch dein Augenlicht mit Begeisterung erfüllen. Gleichermaßen rührt es uns an, wenn wir in traurige Augen blicken. Der Augenblick ist ein Synonym für Gegenwart, für die Kraft der Präsenz. Bewusstsein ist im yogischen Sinne die Energie, die hinter der ganzen Schöpfung liegt. Wir sind als Teil des Lebens in Bruder- und Schwesternschaft mit den anderen beseelten Wesen um uns herum für diese mannigfaltige Schöpfung verantwortlich. Wenn du gerade nicht in Meditation bist, dann kannst du das nicht fühlen. Dann ist es sogar wahrscheinlich, dass dein Verstand gegen diese Vorstellung rebelliert. Du kannst diese Weisheit nur meditativ fühlend erfahren.

Hast du mal versucht mit geöffneten Augen zu meditieren? Wenn du das sanfte Schweben in der Trance wahrnimmst, beginnt das Licht um dich herum sich zu verändern. Das überwiegend Helle wird goldstrahlend, und das überwiegend Dunkle, bekommt violette Schatten. In diesem goldenen Licht erfährst du die Welt und die beseelte Natur um dich herum in einer, man könnte fast sagen, anderen Dimension: strahlend, wunderschön und sehr intensiv. Aber es ist keine andere Dimension, es ist was es ist, die Wirklichkeit.

In der Praxis lassen sich die letzten drei Sonnenstrahlen nicht mehr voneinander trennen, sie strahlen alle drei zur gleichen Zeit. Deshalb hat Patanjali diese in einem Begriff zusammengefasst: *Samyama*.

Samyama steht für die Trinität aus Dharana, Dhyana und Samadhi. Eine allumfassende Übersetzung für Samyama gibt es nicht. Wir können uns der Bedeutung jedoch immer weiter annähern, je mehr Erfahrung, wir in diesem Bereich machen. Samyama ist eine Meditationserfahrung, die du mit deinem Bewusstsein machst. Teilweise wird Samyama mit „Ausrichtung" übersetzt. Samyama ist dann in der Kraft des Augenblicks diese Ausrichtung auf die gesamte Schöpfung. Dies ist nur in der Gegenwart möglich. Die Zeit scheint dabei stehen zu bleiben. Zeit hat keine Relevanz mehr. Du wirst auch nicht irgendwo ankommen, es gibt für diese Reise keinen Anfang und kein Ende. Die einzige Variable ist die Intensität, mit der du die gefühlte Erfahrung von Samyama machst. Du Sehender erkennst dich nun als Teil des großen Ganzen und weißt von ganzem Herzen, dass du niemals davon getrennt warst und egal, was passiert, du niemals davon getrennt sein wirst. Dies ist die Erfahrung von Einheit. Ein Jeder hat die Möglichkeit in diesem goldenen Licht zu baden. Noch mehr, es geschieht gerade hier und jetzt, du brauchst es nur wahrzunehmen. Der Prozess, der in der Praxis von Samyama einher geht, wird im Yoga als *Vibuthi* bezeichnet. Übersetzt bedeutet dies, Transformation, Macht und die Loslösung von den Elementen. Es ist eine tiefgreifende Transformation deines Bewusstseins, die durch die Praxis des Samyama geschieht. Was kann das alles bedeuten?

Patanjali gibt in seinem dritten Buch viele Beispiele, von denen ich nur einige exemplarisch zusammengefasst wiedergeben möchte, damit du eine Ahnung bekommst, wohin die Reise geht.

In der Ausrichtung auf die Objekte im Außen, kannst du erfahren, wie sich deren Grenzen auflösen. (3.16 – 26)

In der Ausrichtung auf deinen inneren Kosmos und deine Chakren, kannst du zum Meister der einzelnen Qualitäten der Energiezentren werden. (3.27 – 35)

Wenn du dich nun auf auf den Unterschied zwischen Bewusstsein (Chitta) und inne wohnender Kraft (Purusha) ausrichtest, wird dir das Wissen über die Menschenseele offenbart. (3.36 – 42)

Samyama auf die Beziehung von Raum und Körper (Form) führt zur Loslösung vom Körper. (3.43 – 50)

Mit der Loslösung vom Körper ist nicht der physische Tod gemeint, es ist die Ablösung der Identifikation mit allem Formhaften. Selbst dein Bewusstsein ist im yogischen Sinne noch Objekt und steht der ganzheitlichen Ablösung so gesehen im Weg. Doch der Weg des Yoga führt über die Schulung deines Bewusstseins. Erst erfährst du die Elemente in ihrer einzigartigen, strahlenden Kraft, um letztendlich auch diese loszulassen, damit die Transformation deines Bewusstseins geschehen kann. Am Ende kann sich dann jedes Konzept und jede Identifikation auflösen. Dies ist in tiefer Kontemplation fühlend erfahrbar. Was du dann dort erfahren kannst, ist *Kaivalya*, Freiheit.
Der Zustand selbst ist *Samadhi*.

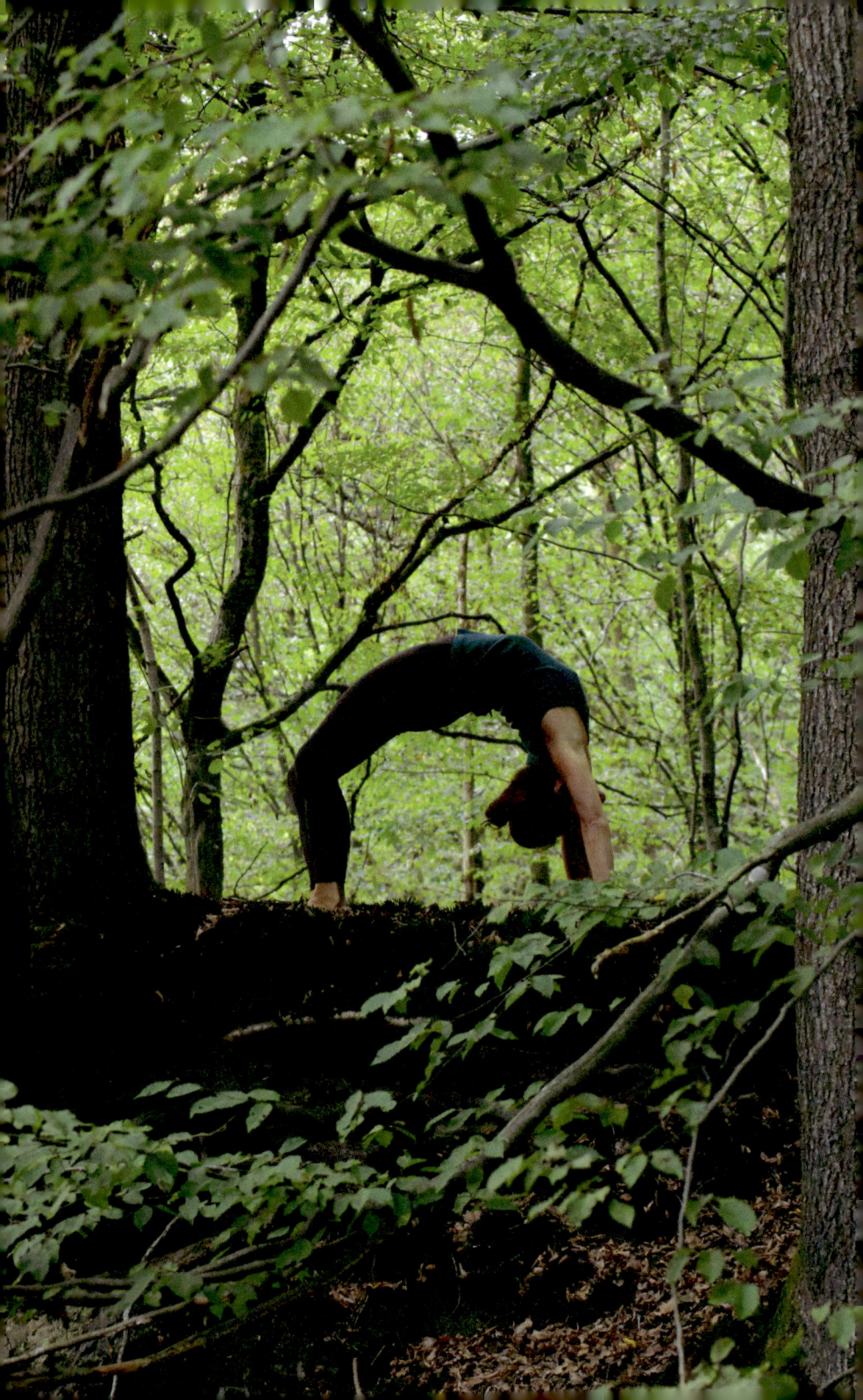

8. Samadhi: Das Sanfte Schweben — Essenz erfahren

Die erst mal einfachste Annäherung, um Samadhi zu beleuchten, ist es fühlend zu beschreiben: das sanfte Schweben. Das ist auch seine direkte Übersetzung. Samadhi setzt Dharana und Dhyana voraus. In der Ausrichtung, Samyama, kann Samadhi geschehen. Samadhi ist keine Technik mehr, es ist ein sinnlicher Zustand, den du in einem meditativen Gewahrsein erfährst. Du bist einfach eingebettet, in dieses sanfte Schweben.

Patanjali definiert das sanfte Schweben so:

Samadhi ist, wenn das Objekt allein noch in seiner Essenz erscheint, so als wäre es ohne Form." (3.3)

Wir kommen also in Samadhi der Essenz der Objekte ganz nah. Gleichzeitig werfen wir einen Blick hinter die Form. Das ist gemeint, wenn in den verschiedenen spirituellen Schulen von Leere gesprochen wird. Die Erfahrung von Leere ist ein notwendiger Zwischenschritt, um Essenz oder deine Buddha-Natur zu erkennen. Im yogischen Kontext heißt Leere *Shunya*. Wenn etwas ohne Form ist, ist es leer. Gleichzeitig ist das, was du in Samadhi erfährst, sehr voll: Es ist die Fülle des Lebens. Osho sagte dazu: „Wenn der Tropfen verschwindet, wird er der Ozean."[29]

Erst in der Leere wird das Leuchten erfahrbar. Die Essenz der Objekte hat dabei eine eigene Substanz, eine eigene Haptik, ansonsten könnten wir sie gar nicht wahrnehmen. Genaugenommen erfährst du mit deiner Essenz die Essenz. Sie ist die Quelle des Lebens, die Kraft, die hinter dem Leben steht. Ohne Essenz, kein Leben. Besonders eindringlich wird uns das vor Augen geführt, wenn ein Mensch oder ein Tier stirbt. Wenn die Seele geht, dann können wir das spüren. Was übrig bleibt ist die Form, die kaum noch etwas mit dem belebten Wesen gemeinsam hat; außer der abgestreiften Hülle, die relativ schnell der Verwesung ausgesetzt ist. Wir sprechen dann bei einem Tier bereits relativ verächtlich von einem Kadaver, der entsorgt werden muss. So wird deutlich, dass das Entscheidende für das Leben nicht der Körper, sondern die Essenz ist. In seinem Buch: „Eine neue Erde" beschreibt Eckkart Tolle die Begegnung mit dem mittlerweile verstorbenen Astrophysiker Stephen Hawking. Hawking ist bereits in jungen Jahren an einer schweren neurologischen Erkrankung (ALS) erkrankt und war in seiner Behinderung über viele Jahrzehnte auf Rollstuhl und Sprachcomputer angewiesen. Seine Leistungen als Physiker sprechen für sich. Was Tolle im Glanz von Hawkings Augen und in seiner Ausstrahlung wahrnehmen konnte, hatte nichts mit einem gebrochenen Menschen zu tun. Hawking war sich in seinem Leben seiner Quelle bewusst. Seine Behinderung war kein wirkliches Hindernis für seine schöpferische Kraft. [30] Was bedeutet das nun, Essenz wahrnehmen? Essenz ist die unmittelbare, gefühlte Erfahrung von „Ich bin", von deiner Natur, von deiner Quelle oder deiner Seele. Die Erfahrung von „Ich bin" drückt aus, dass es keine Dualität und keine Trennung mehr zwischen Subjekt und Objekt gibt. Sowohl Subjekt, als auch Objekt sind Essenz, wenn wir unsere Identität in Samadhi erfahren. Es gibt in dieser Wahrnehmung auch keine wahre, respektive unwahre Natur oder Entität. Du bist Natur und deine ganze Identität ist diese Essenz, die Alles und Alle durchdringt. Alles ist bereits da, in diesem Augenblick. Die Entwicklung dahin, unserer Essenz gewahr zu sein, geht laut Patanjali in Stufen. Anstelle der Essenz hat sich unsere Persönlichkeit, unser Ego-Ich in den Vordergrund gedrängt. In unserer spirituellen Arbeit ersetzten wir Stufe um Stufe unser „falsches Ich" mit der Präsenz von Essenz. Dein Gewahrsein ist ursprünglich voll mit den konditionierten Mustern der Gesellschaft, in der du lebst. Um diese auflösen und transformieren zu können ist auf jedem Schritt deines Weges Bewusstheit, Achtsamkeit und eine zunehmende Sensibilisierung deines Körpers unabdingbar. Mit zunehmender Yogapraxis erfährst du dann die Leere hinter den Formen. Erst wenn du Leere erfährst, kann sich „dein Gefäß erneut füllen": Mit der Essenz des Lebens. Die acht Strahlen der Sonne sind Weg und Methode, die dich an dein wahres Menschsein immer wieder aufs Neue erinnern können, Stufe um Stufe. Was dann möglich ist, könnte ich nicht besser ausdrücken als A. H. Almaas selbst:

„Ein wahrer Mensch sein, (…) heißt Essenz sein. Essenz sein ist dann nicht nur eine innere Erfahrung, sondern eine totale Erfahrung (…). Leben ist dann das Leben von Essenz, innen und außen, in der Stille unseres Herzens und in der Erfahrung, die man mit anderen teilt. Essenz ist dann das, was unser Handeln leitet, unseren Lebensstil bestimmt und unsere Umwelt formt."[31]

Lust ist die Kraft, die die Trennung überwindet

„Wenn wir mit offenen Augen und Herzen durch die Welt gehen, wenn wir uns wirklich und intensiv auf die Geschöpfe, ja auf die ganze (…) bestehende Natur einlassen, dann spricht sie zu uns: Der blühende Regenwald spricht eine andere Sprache als der vom sauren Regen zerfressene. Die glücklichen Augen des geliebten Hundes sprechen eine andere Sprache als der schmerzvolle Blick des gequälten. (…) Die ganze Welt spricht zu uns. Wir müssen uns nur auf sie ausrichten, dann werden wir ihre Sprache verstehen. Die Menschheit muss lernen, in diesem Sinne Samyama zu praktizieren, wenn ihr an einer lebenswerten Zukunft gelegen ist."[32]

Ralph Skuban

In unserem ganz normalen Alltag leben wir in Trennung, ob wir das nun gerade bewusst wahrnehmen können oder nicht. Die Rede hier ist von der Trennung, die wir von der Natur vollzogen haben. Die Konsequenzen hieraus sind für uns Menschen allgegenwärtig. Auf dem Weg zu deiner (wahren) Natur geht es darum, diese Trennung aufzuheben und im Sinne von Patanjalis Weisheit die Verbindung zu Allem und Jeden wieder zu finden. Es geht darum, wieder zu bewussten, zu wachen Menschen zu werden. Es geht auch darum, unseren Wesenskern zu finden, unsere Essenz. Erinnere dich an David Abrams Worte, die ich hier sinngemäß wiedergebe: „Erst im echten Dialog, in der sinnlichen Wahrnehmung und Kontakt mit der nichtmenschlichen Welt, sind wir Menschen."[33]

Um diese Trennung aufheben zu können, benötigst du Weisheit. Der erste Schritt besteht darin, dass du die Trennung zu dir selbst aufhebst. Es ist wichtig, dass du dich erst einmal wieder spürst, wahrnimmst, fühlst und eine ehrliche Beziehung zu dir selbst aufbaust. Erinnere dich an die acht Hindernisse, die das Fließen der Quelle verhindern. Letztendlich ist es nur notwendig, die Hindernisse bis ins feinste Detail in dir zu erkennen und sie dann im leidenschaftlichen Üben von Wald-Yoga aus dem Weg zu räumen, damit die Quelle wieder frei fließen kann. Sehnsucht, Lust und Leidenschaft dienen dir immer wieder als Triebfeder für deine innere Arbeit. In seiner etymologischen Bedeutung kommt „Lust" von lösen, trennen und verlieren.[34]

Lust ist also die Kraft, die die Trennung überwinden kann. Ohne Leidenschaft ist jeder Weg, den du gehst, mühsam. Ohne diese elementare Energie in dir, ist es kaum möglich, die Trennung aufzuheben. Aber, je mehr du in deine Kraft kommst und deinem eigenen Wesenskern wieder näher kommst, desto mehr wird sich auch deine Beziehung auf die gesamte beseelte Welt um dich herum verändern. Das, was nicht wirklich du bist, wird einfach abgestreift, wie die ausgediente Haut einer Schlange. Durch deine Neuausrichtung hebt sich diese Trennung von der Natur Stufe um Stufe auf. Du erkennst immer mehr, wie alles miteinander verbunden ist. Dann kannst du den Bund mit der Natur und mit dem Wald, unserem ursprünglichen Zuhause, erneuern. Wenn wir es schaffen, uns wieder ehrlich, also nicht ausgedacht als esoterische Theorie, verbunden fühlen, dann sind die ersten beiden Sonnenstrahlen, die beschriebenen Yamas und Niyamas, eine Selbstverständlichkeit. Wir benötigen dann keine Anklage mehr, keine Moral und keine Schuldzuweisung. Wir leben unser Leben, ganz einfach. Ob dies im Einklang mit unserer inneren und äußeren Natur geschieht, ist keine Frage mehr. Du, ich, wir und alles andere sind Natur.

Kannst du schon erahnen, was für eine enorme Freiheit das mit sich bringt? Deshalb hat Patanjali sein abschließendes Buch Kaivalya, Freiheit, genannt. Im Zustand von Samadhi spielt Trennung per sè keine Rolle mehr. In Samadhi erkennt dein Bewusstsein die Trennung als Illusion. Das ist Freiheit.

In Verbundenheit sollte es uns dann gelingen, an einem Strang ziehend, Lösungen zum Wohle aller Lebewesen zu finden. Auch, wenn das, jetzt wieder rational betrachtet, im Angesicht von mehr als 7 Milliarden Menschen auf diesem Planeten scheinbar einer Herkulesaufgabe gleichkommt. Aber das ist nicht der entscheidende Punkt. Der ist nämlich deine Ausrichtung dem Leben gegenüber: Ist da eine Sehnsucht in dir geweckt worden, Patanjalis Weisheit für dich zu ergründen? Ist da eine Lust und Leidenschaft in dir, dein Leben danach auszurichten, die Trennung aufzulösen und die Verbundenheit wieder zu entdecken? Brennt da eine Flamme in deinem Herzen, und bist du gewillt, sie am Brennen zu halten?

Es geht nicht primär darum, schnell Antworten zu finden, sondern um Ver-Antwortung, den wirklich drängenden Fragen unserer heutigen Zeit gegenüber. Verantwortung ist so erst einmal die Fähigkeit, Antworten zu geben und sich aus der Ohnmacht zu befreien. Die oben angeführten Fragen dienen immer wieder dazu, die Sehnsucht in dir zu wecken, die Flamme zu nähren und deinen ganz individuellen spirituellen Weg zu erhellen, der dich in die Weisheit, die Verbundenheit und in die Freiheit führt. Dann werden die Antworten ganz natürlich auftauchen. Dein Leben ist dann eine einzige freie, verbundene, schöpferische und kreative Quelle.

Leben ist immer wertvoll. Das Leben ist erst mal das Einzige, was wir tatsächlich haben. Leben möchte gelebt werden und jedes, wirklich jedes Lebewesen möchte ein möglichst gutes Leben leben. Das ist nun kein Hindernis mehr, in dem Sinne, dass wir nicht mehr um ein gutes Leben konkurrieren, sondern für ein gutes Leben in Kooperation und Verbundenheit mit Allem und Jeden sind.

Für dein Leben wünsche dir, dass du in diesem Buch viele Anregungen gefunden hast, dass der Ansatz des Wald-Yoga und Patanjalis acht Strahlen der Sonne für dich zum Wegweiser geworden sind und natürlich, dass du deiner Verbundenheit zur Natur und zum Wald immer weiter näher kommst. Die Ver-Antwortung dafür liegt nun bei dir! Alles Gute, mein Freund.

Der ewige Zyklus: die Sonne geht unter

Ein andere Umschreibung für Samadhi ist: Harmonisches Sterben. Nichts anderes geschieht, wenn die Sonne unter geht und du dabei anwesend bist.

Du kennst jenen zauberhaften Moment, an dem die Sonne am Horizont verschwindet und und etwas zu Ende geht. Leben und Sterben sind sich plötzlich ganz nah. Es breitet sich wieder diese Stille aus. Die Vögel haben ihr Konzert noch nicht beendet. Sie geben dem, was gerade in der Natur geschieht jedoch mit ihrem Gesang einen besonders feierlichen Rahmen. Feierabend, das Tagwerk ist vollbracht. Du kannst nun einen

Gang herunter schalten und hast Zeit, dich zu spüren. Kannst du nun, wenn du inne hältst, diese Einheit fühlen, diese Verbindung zu allem und jeden? Spürst du das Glühen in deinem Herzen? Spürst du deine Lebendigkeit und deine Lust am Leben?

Als ich zum ersten Mal in Goa, Indien, war vollzog sich allabendlich das gleiche Ritual: Alt und Jung versammelten sich am Strand. Die Hitze des Tages war bereits etwas abgeklungen. Die Sonne geht dort über dem Meer unter. Je mehr der Feuerball im Meer zu verschwinden schien, desto mehr Menschen richteten ihre ganze Aufmerksamkeit auf diesen Moment. Gespräche verstummten. Der eine oder andere versuchte seine Emotionen vielleicht durch einen Trommelrhythmus oder Tanz zum Ausdruck zu bringen. Die meisten jedoch, richteten sich einträchtig mit ihrem Blick und ihrer Wahrnehmung auf die letzten Sonnenstrahlen des Tages aus. Es war in diesem Moment der Stille nicht notwendig seinem Nachbarn links oder rechts davon zu berichten, was gerade in einem geschieht. Ein jeder konnte diese Intensität spüren und wusste instinktiv, dass alle um ihn herum das Gleiche wahrnehmen konnten. Jetzt, hier, heute, 25 Jahre später, während ich diese Zeilen schreibe, bin ich wieder in Goa. Die Menschen versammeln sich zum Sonnenuntergang immer noch am Strand. Größtenteils sind sie heute jedoch zu abgelenkt, um diese feine Intensität des besonderen Augenblicks zu spüren. Das Smartphone ist inzwischen omnipräsent. Im Zweifelsfall schauen sich die Menschen einen spektakulären Sonnenuntergang auf ihren kleinen Bildschirmen an. Jetzt, hier zeigt sich der Horizont zudem sinnbildlich überwiegend verschleiert, so dass die zahlreichen Augenpaare nicht wirklich sehen können, wann der Feuerball im Meer versinkt. Dennoch, es geschieht und es wird weiter geschehen, ob wir es mitbekommen oder nicht:

Die Sonne geht unter und es ist – damals, wie heute – ein Moment der Stille und der Kraft, an dem es keiner Worte mehr bedarf.

Literatur

Abram, David: Im Bann der sinnlichen Natur/Die Kunst der Wahrnehmung und die mehr-als-menschliche Welt, Think Oya/Drachen Verlag, 2012.

Almaas, A.H.: In die Tiefe des Seins/Realisieren Sie Ihre wahre Natur durch die Praxis der Präsenz, J. Kamphausen, 2014.

Almaas, A.H.: Das wirkliche Leben beginnt jetzt/Der diamantene Weg des Herzens, Arbor Verlag, 2005.

Almaas, A.H.: Essenz/Der diamantene Weg der inneren Verwirklichung, Arbor Verlag, 2006.

Almaas, A.H.: Essentielle Verwirklichung/Der diamantene Weg des Herzens, Arbor Verlag, 2002.

Almaas, A.H.: Essentielles Sein/Die Bedeutung des Lebens, Arbor Verlag 1990.

Broers, Dieter: Die Macht der Zirbeldrüse; Dieter Broers Verlag, 2017.

De Saint-Exupéry: Der kleine Prinz, Karl Rauch Verlag, 1980.

Fischer-Rizzi, Susanne: Mit der Wildnis verbunden/Kraft schöpfen, Heilung finden, Kosmos, 2007.

Fromm, Erich: Haben oder Sein, Deutscher Taschenbuch Verlag, 1996.

Kobs, Alexander: Yoga-Reinigung Shatkarma/Entgiften und Verjüngen mit Yoga und Ayurveda, Windpferd, 2012.

Kornfield, Jack: Nach der Erleuchtung Wäsche waschen und Kartoffeln schälen, Arkana, 2010.

LaChapelle, Dolores: Heilige Erde, Heiliger Sex, Band 2/Ritual und das wirklich »Heilige Land«, Neue Erde, 1999.

Moser, Maximilian & Thoma, Erwin: Die sanfte Medizin der Bäume/Gesund leben mit altem und neuem Wissen, Servus, 2017.

Orr, Leonard/Halbig, Konrad: Das Rebirthingbuch/Die Kunst des Atmens, Koha Verlag, 1996.

Osho: Das Yogabuch/Die Geburt des Individuums, Innenwelt Verlag, 2012.

Osho: Das Yogabuch/Freiheit und Liebe, Innenwelt Verlag, 2014.

Saraswati, Swami Niranjanananda: Dharana Darshan/A Panoramic View of the Yogic, Tantric and Upanishadic Practices of Concentration and Visualization, Yoga Publications Trust Bihar, 1999.

Saraswati, Swami Niranjanananda: Gheranda Samhita/Commentary on the Yoga Teachings of Maharishi Gheranda, Yoga Publications Trust Bihar, 2012.

Saraswati, Swami Niranjanananda: Prana and Pranayama, Yoga Publications Trust Bihar, 2009.

Saraswati, Swami Satyananda: Kundalini Tantra, Yoga Publications Trust Bihar, 2007.

Schwarz, Andreas: Das Yogasutra, Seminarskript.

Shantananda, Swami: The Splendor of Recognition, SYDA Foundation, 2003.

Skuban, Ralph: Patanjalis Yogasutra/Der Königsweg zu einem weisen Leben, Arkana, 2011.

Skuban, Ralph: Die Psychologie des Yoga, Arkana, 2014.

Skuban, Ralph: Pranayama/Die heilsame Kraft des Atems, Aquamarin Verlag, 2017.

Thoreau, Henry David: Walden/Ein Leben mit der Natur, Deutscher Taschenbuch Verlag, 2013.

Tolle, Eckhart: Leben im Jetzt, Goldmann, 2014.

Tolle, Eckhart: Jetzt!/Die Kraft der Gegenwart, J. Kamphausen, 2015.

Tolle, Eckhart: Eine neue Erde/Bewusstseinsprung anstelle von Selbstzerstörung, Arkana, 2005.

Wichterich, Andrea: Behandlung im JETZT – Yoga als Therapie, Teil 2/Die yogischen Ausleitungsverfahren – Shatkarmas, erschienen in der wir.Heilpraktiker, 1.2018.

Wichterich, Andrea/Angermeier, Reiner: Waldverbunden/Eintauchen in die Präsenz des Waldes, Neue Erde, 2018.

Endnoten

1 **Thoreau, Henry David**: Walden / Ein Leben mit der Natur, Deutscher Taschenbuch Verlag, 2013, S. 100

2 **Vgl.**: https://wiki.yoga-vidya.de Brihadaranyka_Upanishad#Shanti_Mantra, zuletzt aufgerufen am 05.07.2018

3 **Almaas, A.H.**: Essentielle Verwirklichung / Der diamantene Weg des Herzens, Arbor Verlag, 2002, S. 46.

4 **Abram, David**: Im Bann der sinnlichen Natur / Die Kunst der Wahrnehmung und die mehr-als-menschliche Welt, Think Oya / Drachen Verlag, 2012, S. 44

5 **Dürr, Hans-Peter** in: Die unteilbare Welt, https://www.rubikon.news/artikel/die-unteilbare-welt, zuletzt aufgerufen am 02.01.2019

6 **Vgl.**: https://www.andreas-schwarz.org/, zuletzt aufgerufen am 29.12.2018

7 **Fromm, Erich**: Haben oder Sein, Deutscher Taschenbuch Verlag, 1996.

8 **Vgl.**: Moser, Maximilian & Thoma, Erwin: Die sanfte Medizin der Bäume / Gesund leben mit altem und neuem Wissen, Servus, 2017.

9 **Almaas, A.H.**: Essentielles Sein / Die Bedeutung des Lebens, Arbor Verlag 1990, S. 22–23

10 **Almaas, A.H.**: Das wirkliche Leben beginnt jetzt / Der diamantene Weg des Herzens, Arbor Verlag, 2005, S. 38

11 **Skuban, Ralph**: Patanjalis Yogasutra / Der Königsweg zu einem weisen Leben, Arkana, 2011, S. 239

12 **Vgl.**: Wichterich, Andrea: Behandlung im JETZT – Yoga als Therapie, Teil 2 / Die yogischen Ausleitungsverfahren – Shatkarmas, erschienen in der wir.Heilpraktiker, 1.2018.

13 **Osho**: Das Yogabuch / Die Geburt des Individuums, Innenwelt Verlag, 2012, S. 292

14 **LaChapelle, Dolores**: Heilige Erde, Heiliger Sex, Band 2 / Ritual und das wirklich »Heilige Land«, Neue Erde, 1999, S. 55

15 **Tolle, Eckhart**: Jetzt! / Die Kraft der Gegenwart, J. Kamphausen, 2015, S. 242

16 **Osho**: Das Yogabuch / Die Geburt des Individuums, Innenwelt Verlag, 2012, S. 31

17 **Tolle, Eckhart**: Leben im Jetzt, Goldmann, 2014, S. 19–23

18 **Orr, Leonard / Halbig, Konrad**: Das Rebirthingbuch / Die Kunst des Atmens, Koha Verlag, 1996, S. 7

19 **Vgl.**: Tolle, Eckhart: Eine neue Erde / Bewusstseinsprung anstelle von Selbstzerstörung, Arkana, 2005, S. 209

20 **Andreas Weber** in: Abram, David: Im Bann der sinnlichen Natur / Die Kunst der Wahrnehmung und die mehr-als-menschliche Welt, Think Oya / Drachen Verlag, 2012, S. 14

21 **Wichterich, Andrea / Angermeier, Reiner**: Waldverbunden / Eintauchen in die Präsenz des Waldes, Neue Erde, 2018, S. 29–31

22 **Shantananda, Swami**: The Splendor of Recognition, SYDA Foundation, 2003, S. 57

23 **De Saint-Exupéry**: Der kleine Prinz, Karl Rauch Verlag, 1980, S.72

24 **Wilfried Pelletier, Odawa-Stamm, zit. nach LaChapelle, Dolores**: Heilige Erde, Heiliger Sex, Band 2 / Ritual und das wirklich »Heilige Land«, Neue Erde, 1999, S. 68

25 **Almaas, A.H.**: In die Tiefe des Seins / Realisieren Sie Ihre wahre Natur durch die Praxis der Präsenz, J. Kamphausen, 2014, S. 88–89

26 **Vgl.**: https://de.wikipedia.org/wiki/Trance, zuletzt aufgerufen am 25.10.2018

27 **Vgl.**: Skuban, Ralph: Die Psychologie des Yoga, Arkana, 2014, S. 62

28 **Vgl.**: Shantananda, Swami: The Splendor of Recognition, SYDA Foundation, 2003, S. 222

29 **Osho, zit. nach Almaas, A.H.**: Essenz / Der diamantene Weg der inneren Verwirklichung, Arbor Verlag, 2006, S. 68

30 **Vgl.**: Tolle, Eckhart: Eine neue Erde / Bewusstseinsprung anstelle von Selbstzerstörung, Arkana, 2005, S. 223–224

31 **Almaas, A.H.**: Essenz / Der diamantene Weg der inneren Verwirklichung, Arbor Verlag, 2006, S. 99

32 **Skuban, Ralph**: Die Psychologie des Yoga, Arkana, 2014, S. 184

33 **Vgl.**: Abram, David: Im Bann der sinnlichen Natur / Die Kunst der Wahrnehmung und die mehr-als-menschliche Welt, Think Oya / Drachen Verlag, 2012, S. 44

34 **Vgl.**: www.koeblergerhard.de/der/DERL.pdf, S. 16, zuletzt aufgerufen am 25.10.2018

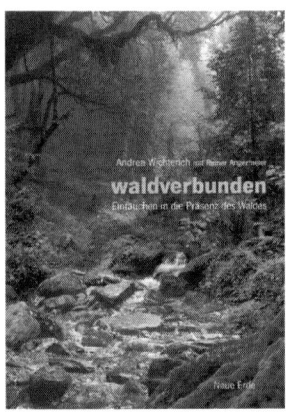

Waldverbunden
Eintauchen in die Präsenz des Waldes
Andrea Wichterich, Reiner Angermeier

Dieses Buch ist eine Einladung, mit allen Sinnen, mit vollem Gewahrsein in den Wald einzutauchen. Die Präsenz des Waldes wird sie in eine wachsende Bewusstheit und Anbindung führen.

160 Seiten, m. Abb., kartoniert
ISBN: 978-3-890607-42-9   18,00 €

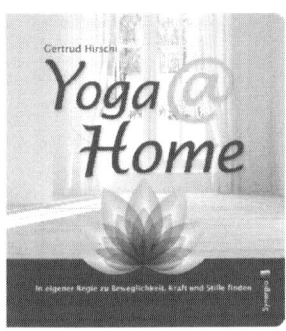

Yoga @ Home
In eigener Regie zu Beweglichkeit, Kraft und Stille finden
Gertrud Hirschi

„Yoga tut gut – ich weiß, aber ich habe schlicht und einfach nicht die Zeit für den Besuch regelmäßiger Kurse."

160 Seiten m. Abb., geb. m. runden Ecken
ISBN: 978-3-906873-19-0   20,00 €

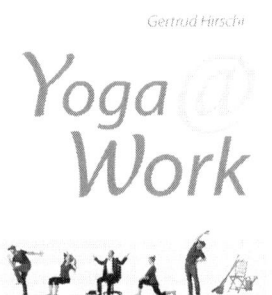

Yoga @ Work
Gertrud Hirschi

Ein Buch, das den Berufs-Alltag in neuem Licht erscheinen lässt. Jede Tätigkeit macht Sinn, wenn man sie mit der richtigen Einstellung angeht.

224 Seiten, m.v.Abb., geb. m. runden Ecken
ISBN: 978-3-944615-14-1   20,00 €

Alle Titel sind im Buchhandel verfügbar und können bei der Synergia Auslieferung bestellt werden.

+49 (0) 61 54 - 60 39 5-0
info@synergia-auslieferung.de
www.synergia-auslieferung.de

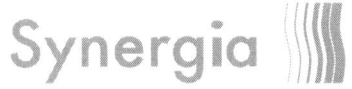